愛知県がんセンター
頸部郭清術

愛知県がんセンター中央病院
長谷川泰久 [著]

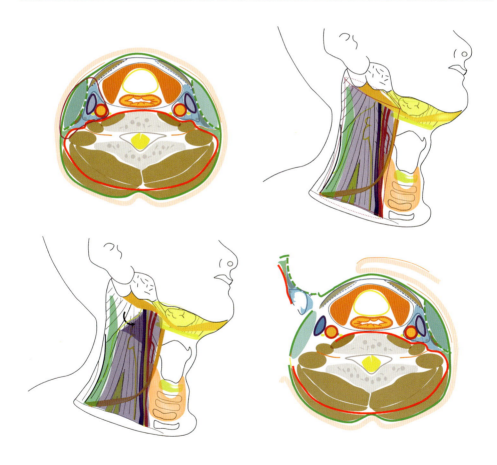

金芳堂

推薦のことば

　本書の特徴は，頸部リンパ節郭清術だけに絞り込んだところにあると考えるが，最初にゲラ刷りを拝見した折には，頸部郭清術を日常診療として行っているものにとって，必読の書になるのかという点で疑問をもった．それは頸部郭清術を行うにあたって，年齢，全身状態，原発巣・頸部転移の進展度，病理組織学的悪性度等々を考慮してどの範囲をどの程度郭清するか決定することになる．しかしこの点については診療ガイドライン等にも記載があり各施設での方針もあるので，これらの点には触れず，頸部郭清術だけに焦点を絞った数少ない書である．何回か読み直しているうちに，著者の目指すものが少しは見えてきたように思う．

　本書は松浦秀博博士の流れをくむ著者が力を込めて書かれたものである．著者の熱意と拘りに敬意を表したい．頸部郭清術の歴史としてまとめられた第１章は欧米のもの，本邦のものなどについて紹介されている．がん転移に対する，頸部郭清術の歴史を見ると所謂"根本的頸部リンパ節郭清術"が原則とされていた時代からわずか30〜40年で現在のような術後機能を考慮した郭清範囲の設定，温存すべき筋，神経，血管などが検討され，機能温存に配慮した郭清範囲の設定が一般に行われるようになった．

　第４章から11章までは河辺，松浦，長谷川，各先生と引き継がれた愛知県がんセンター方式の手術手技が，豊富な図と術中写真を駆使して書かれている．

　また第12章では，頸部郭清術の均一化を図った厚労省の研究班の成果も取り上げている．この班研究は参加施設の頸部郭清術を複数の班員で手術見学に出向き術式の均一化を目指したもので，その労力は大変なものであったと思われる．その成果は，評価委員会でも高く評価されたものである．

　原発巣に対する頸部郭清術の切除範囲の設定にあたっては，術後機能障害の軽減，新たに発生した第二がん，更には次々と発生する多重癌（殊に頭頸部領域の癌）の対策についても配慮すると，郭清範囲の決定は必ずしも容易ではない．前述のごとく，性・年齢，臨床病期，原発巣の部位と所見，病理組織学的悪性度など症例の状況等々を考慮し，ご本人の希望を極力取入れた上での同意が必須となる．極めて少数の症例ではあるが，口蓋扁桃で正中に及ぶ巨大な長径は6cmに及ぶが明らかな潰瘍形成はなく，周囲組織へ浸潤傾向

もない原発巣があり，頸部転移も 6cm にも達するが単発という例で，患側の口蓋扁桃摘出とリンパ節転移摘出で，再発なく経過した 2 症例を経験している．各症例の置かれた状況に応じた対策が臨床の現場では必要となる．近年の画像診断の進歩は著しいものがあり，それらを有効に使って症例ごとの郭清範囲が検討される時代へと移っているように思うが，それにしても頸部郭清術の基本は心得ておく必要がある．そのためにも，著者の永年の経験の集大成ともいえる本書を手元に置くことをお薦めしたい．

2016 年 10 月

国立がんセンター東病院

名誉院長　海老原　敏

はじめに

　頸部郭清術は頭頸部がん外科的治療の基本術式の一つである．がんの治療においては原発部位と領域リンパ節を一塊一括 en bloc に切除する．

　Halstead, W.S.[1] は1894年に乳がんにおいて，胸筋切除乳房切除と腋窩リンパ節郭清術を伴う乳房切除術を報告し，治療成績の向上を示した．原発部位切除と徹底した領域郭清が治癒率向上の鍵であるとする en bloc 切除が，がん外科的治療において重要であるとする Halstead 理論は他の領域にも応用された．頭頸部がんの外科的治療においても同様であるが，ただ頭頸部がんにおいては領域リンパ節郭清術を頸部リンパ節郭清術でなく，頸部郭清術と称することと，頸部郭清術が単一の術式として成立することが他と異なるところである．

　Radical neck dissection を頸部郭清術と称した岩本彦之丞は最終講義において以下のようにこの手術法を述べている[2]．「私は文献を見まして，これは良い方法だというので昭和26年の頃からこの方法を行いまして，日本で初めて Radical neck dissection の症例とその解説を発表しました．Radical neck dissection というのはただ腫れているリンパ節だけを摘出するのでなくて，胸鎖乳突筋，内頸静脈，副神経，およびこれらに沿うすべての areolar tissue いわゆる脂肪組織とか，リンパ系統結合組織を en bloc に全部一塊として摘出する方法でありまして，ときには唾液腺まで取ることもあります．だから手術創に残されるものは頸動脈，迷走神経，横隔膜神経，舌下神経ぐらいが露出されている状態にするのであります」．

　en bloc が頸部郭清術の基本であるが，これはしばしば機能障害を伴う．この概念を維持しつつ機能の温存を図ってきたのが今日の頸部郭清術の歴史である．Radical neck dissection において頸部郭清術の基本概念と術式を理解し，そこからの術式の展開を知ることが，最適な頸部郭清術を行うために重要である．

　この書を仕上げるに当たり，筆者が2002年から2007年度まで参加した厚生労働科学研究費補助金による研究班 Japan Neck Dissection Study Group の研究成果を大いに参考にさせていただいたことを記しておく．

2016年10月

長谷川　泰久

目　次

推薦のことば……………………………………………………………………………………… i

はじめに…………………………………………………………………………………………… iii

1章　頸部郭清術の歴史 …………………………………………………………………… 1

2章　リンパ節と筋膜の解剖 ……………………………………………………………… 4
　1　筋膜の解剖 ……………………………………………………………………………… 4
　2　リンパ節の解剖 ………………………………………………………………………… 7
　3　その他の重要な解剖構造 ……………………………………………………………… 10
　　1．頸動脈 ………………………………………………………………………………… 10
　　2．内頸静脈 ……………………………………………………………………………… 10
　　3．頸神経（頸神経叢，腕神経叢，横隔神経）………………………………………… 10
　　4．脳神経（顔面神経，迷走神経，舌下神経，副神経）……………………………… 11
　　5．胸鎖乳突筋 …………………………………………………………………………… 12
　4　頸部解剖のポイント …………………………………………………………………… 12

3章　頸部郭清術式の分類 ………………………………………………………………… 13
　1　これまでの頸部リンパ節分類法と頸部郭清術分類法 ……………………………… 13
　2　放射線治療研究グループによるレベル分類 ………………………………………… 16
　3　本邦の頸部郭清術の分類 ……………………………………………………………… 17
　　1．JNDSG分類 …………………………………………………………………………… 17
　　　①頸部郭清術の分類と名称に関する　　　　⑥頸部郭清術の呼称　21
　　　　2005年案の考え　17　　　　　　　　　　⑦頸部郭清術のタイミング　21
　　　②頸部リンパ節領域　19　　　　　　　　　⑧AAO-HNS・AHNS2008年分類との
　　　③頸部郭清術の分類と名称　19　　　　　　　違い　22
　　　④術式の簡略表記法　19
　　　⑤JNDSG2010頸部郭清術分類の
　　　　改訂点　21

4章　頸部郭清術の概念（楕円柱を切り出す）…………………………………………… 23

5章　手術手技の基本 ……………………………………………………………………… 26
　1　メスとハサミの扱い方 ………………………………………………………………… 26
　　1．メスを用いた頸部郭清術の基本手技 ……………………………………………… 26
　　2．頸部郭清術でのメスの扱い方 ……………………………………………………… 27

  3．ハサミ（剪刀）……………………………………………………………………… 27
 2 皮膚切開法………………………………………………………………………………… 28
 3 手術に用いる器材………………………………………………………………………… 29

6章　頸部リンパ節転移に対する治療の適応と選択……………………………… 30
 1 治療法の選択……………………………………………………………………………… 30
 2 頸部郭清術………………………………………………………………………………… 30
  1．治療的郭清と選択的郭清………………………………………………………… 30
  2．術　　式…………………………………………………………………………… 30
  3．潜在的転移………………………………………………………………………… 30
  4．転移パターンと予防的郭清術での郭清範囲…………………………………… 31
  5．頸部郭清術の選択と適応………………………………………………………… 31
 3 放射線治療………………………………………………………………………………… 31
 4 アジュバント療法………………………………………………………………………… 31

7章　全頸部郭清術…………………………………………………………………… 33
 1 ND（SJP）（頸部郭清術変法）………………………………………………………… 34
  ①外面：深頸筋膜浅葉　34　　　　　　④下面（鎖骨上縁）　46
  ②上面：下顎骨下縁－顎二腹筋後腹　36　⑤後縁：僧帽筋前縁　52
  ③外面：胸鎖乳突筋内面　　　　　　　⑥内面：深頸筋膜深葉面　53
  　　　　（深頸筋膜浅葉内層）　42　　⑦前縁：前頸筋外側縁　60
 2 ND（SJP／VNM）（根治的頸部郭清術）……………………………………………… 64
  ①外面：深頸筋膜浅葉　64　　　　　　④後縁：僧帽筋前縁　65
  ②上面：下顎骨下縁－顎二腹筋後腹　65　⑤内面：深頸筋膜深葉面　69
  ③下面：鎖骨上縁　65　　　　　　　　⑥前縁：前頸筋外側縁　71
 3 ND（SJP／VM）とND（SJP／M）…………………………………………………… 73

8章　選択的頸部郭清術……………………………………………………………… 74
 1 ND（SJ1-2）……………………………………………………………………………… 75
  ①外面：深頸筋膜浅葉　75　　　　　　④下面：肩甲舌骨筋下腹　83
  ②上面：下顎骨下縁－顎二腹筋後腹　77　⑤後縁：胸鎖乳突筋後縁　85
  ③外面：胸鎖乳突筋内面　　　　　　　⑥内面：深頸筋膜深葉面　87
  　　　　（深頸筋膜浅葉内層）　79　　⑦前縁：肩甲舌骨筋上腹　90
 2 ND（J）…………………………………………………………………………………… 92
  ①外面：深頸筋膜浅葉　92　　　　　　④下面：鎖骨上縁　96
  ②上面：顎二腹筋後腹　94　　　　　　⑤後縁：胸鎖乳突筋後縁　97
  ③外面：胸鎖乳突筋内面　　　　　　　⑥内面：深頸筋膜深葉面　98
  　　　　（深頸筋膜浅葉内層）　94　　⑦前縁：前頸筋外側縁　99
 3 その他の選択的頸部郭清術………………………………………………………………100
  1．ND（JP／VNM）…………………………………………………………………100

        2．ND（JP/VM）と ND（JP/M） ……………………………………………100
        3．ND（SJ） ………………………………………………………………………101
　4　前後アプローチ ……………………………………………………………………102
　5　原発部位との連続性 ………………………………………………………………104
        ①口腔癌における上面の処理　104　　　②咽喉頭癌における前縁の処理　104

9章　その他の郭清術 …………………………………………………………… 105
　1　気管周囲郭清術〔ND（C1），ND（C1-2）〕 ……………………………………105
        1．反回神経の走行 ………………………………………………………………106
        2．甲状腺癌右葉峡部切除での郭清の手順 ……………………………………107
　2　咽頭後リンパ節郭清術 ……………………………………………………………108
        1．咽頭後リンパ節のリンパ流 …………………………………………………108
        2．咽頭後隙 ………………………………………………………………………108
        3．咽頭後隙を含む副咽頭間隙に対するアプローチ …………………………109
        4．下方アプローチによる咽頭後部郭清術の概念と手技 ……………………109
        ①交感神経幹上頸神経節の確認　109　　　②郭清手順　110
        5．側下方アプローチ ……………………………………………………………111
　3　後頭側頸部郭清術（Posterolateral neck dissection） ……………………………113
        ①外面：深頸筋膜浅葉　113　　　⑤上面：顎二腹筋後腹　114
        ②後縁　114　　　　　　　　　　⑥下面：鎖骨上縁　114
        ③内面：深頸筋膜深葉　114　　　⑦前縁：前頸筋外側縁　114
        ④外面：胸鎖乳突筋内面
            （深頸筋膜浅葉内層）　114

10章　頸部郭清術後の合併症と対応 ……………………………………………… 116
　1　喉頭浮腫と反回神経麻痺による気道閉塞 ………………………………………116
　2　乳糜漏 ………………………………………………………………………………116
        1．経頸法による胸管結紮術 ……………………………………………………117
　3　頸部郭清術後の QOL ………………………………………………………………118

11章　化学放射線治療後頸部郭清術 ……………………………………………… 119

12章　頸部郭清術の均一化 ………………………………………………………… 121

あとがき …………………………………………………………………………………123

文　献 ……………………………………………………………………………………124

索　引
　外国語 …………………………………………………………………………………129
　日本語 …………………………………………………………………………………130

1章

頸部郭清術の歴史

　系統的頸部郭清術は1906年Crile, G.[3]により提唱され，その後Martin, H.[4]によりRadical neck dissectionとして確立された．本邦では岩本彦之亟[5,6]がこのRadical neck dissectionを1954年に導入し，「頸部廓清術」と称した．初期には頸部郭清術はRadical neck dissectionを意味した．頭頸部癌治療における根治的頸部郭清術の有用性は今日でも揺るぎないものであるが，術後後遺症の多いことが最大の問題点であった．そこで治療成績を保ちつつ，より術後機能を温存できる術式が追及されるようになり，その結果開発された多数の機能温存術が今日の頸部郭清術の主役になっている．Radical neck dissectionも単なる頸部郭清術から他の術式と区別するために，根治的頸部郭清術または全頸部郭清術と称されるようになった．

　本邦では1963年に北村武[7]が頸部郭清術を分類したが，それ以後も広戸幾一郎[8]により新しい名称の変法が加わった．内頸静脈を保存する術式を北村が保存的頸部郭清と，副神経を救う術式を広戸が機能的頸部郭清と呼称することを提案した．

　Radical neck dissectionから始まった系統的頸部郭清術は非リンパ組織の保存による機能障害と変形の軽減化へと術式（Modified radical neck dissection）を変化させた．さらに放射線治療による局所制御率の改善により，より機能障害の少ない術式（Selective neck dissection，選択的頸部郭清術）へ発展した．この術式の改良は1972年のLindberg, R.[9]や1988年のByers, R.M.ら[10]の原発巣の部位による転移形式の予測を根拠とする．さらに1981年に発表されたMemorial Sloan-Kettering Cancer Centerのレベル分類（2章参照）により，深頸リンパ節鎖や副神経リンパ節鎖のような大きな解剖学的リンパ系分類から，より領域が小さく実臨床的分類である群（区域）またはレベルが受け入れられ，郭清領域の選択が研究された．リンパ節への転移形式を正確に把握し，残されるリンパ節領域への潜在的転移率はきわめて少ないことによって，Selective neck dissectionの概念は成立する．Shah, J.P.[11]は全頸部を郭清した1,081例にて病理組織学的転移の形式を報告した．N0例では口腔はMemorial Sloan Kettering Cancer Centerのレベル分類でⅠ-Ⅲへの頻度が高く，ⅣとⅤはそれぞれ9％と2％で低頻度である．中下咽頭・喉頭ではⅡ-Ⅳへの頻度が高く，ⅠとⅤへの転移は少ない．したがって，選択的頸部郭清術は口腔ではⅠ-Ⅲを行い，中下咽頭・喉頭ではⅡ-Ⅳの郭清を行うのが適切であると考えられた（図1-1）．

　米国を中心とするRadical neck dissectionからModified radical neck dissection，さらにSelective neck dissectionへと続く流れがある一方で，Osvaldo SuárezによるFunctional neck dissectionがラテン系諸国

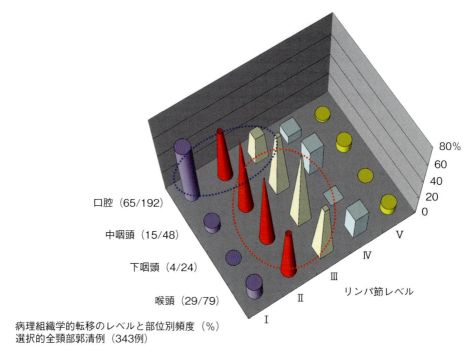

図 1-1　転移形式

で発展してきた[12]．これは頸部郭清術を筋膜から考えて行う手技である．彼はその経験を出版したものの，残念ながらスペイン語のため広く受け入れられることなく1970年に亡くなった．2人のSuárezの教え子，イタリアのBocca, E.[13, 14]とスペインのGavilán, C.[12]はSuárezから直接手技を学び，彼の業績を英語で出版し広めた．今日ではありえないが，1950年から60年当時は声門上癌に両側のRadical neck dissectionを予防的に行うことがあり，その予後的機能的不良が重要な課題であった．Boccaも1953年に二期的手術を主張する論文を発表している[15]．このような頭頸部癌治療の時代的背景の中でSuárezの手術は彼等にとって画期的な術式であった．GavilánによればSuárezは耳鼻咽喉科医であると同時に解剖学者でもあり筋膜やリンパ系の解剖に精通していた．Suárezの頸部郭清術の概念ではリンパ系組織は筋膜に包まれており，癌がこの筋膜を越えていなければ周囲組織を安全に温存できるとしている．その手技もメスによる鋭的切離を推奨していた．Boccaは1966年の論文[16]でFunctional neck dissectionの表現を用い，Conservation neck dissectionとも報告[17]しているが，Suárez系統の手術はFunctional neck dissectionと呼ばれる．その後米国系のModified radical neck dissectionやSelective neck dissectionとその概念も混在化することになる．Gavilánは著書でそのことを嘆いているが，彼[12]はRadical neck dissectionの喉頭全摘術に対し，Functional neck dissectionを喉頭部分切除として喉頭癌の手術に擬えてその原理の違いを述べている．喉頭全摘術の縮小手術が喉頭部分切除でなく，喉頭部分切除の拡大手術が喉頭全摘でもない．両者は元から理論的背景と適応，さらに役割が異なっている．

　Modified radical neck dissectionとSelective neck dissection，さらに Functional neck dissection のような機能温存術の開発には多数の症例の蓄積が必要であり，多くの研究者が長い年月を費やして研究を進めた．一方でこれらの研究者が対象とした病態や機能温存を実現する具体的な方法はそれぞれ異なっており，結果としてそれぞれの機能温存術が出現し，頸部郭清術に統一性を欠くことになった．

　この課題に対応するために，まず頸部郭清術分類では Academy of Otolaryngology-Head and Neck Surgery と American Head and Society が合同で分類案を提唱し，現在最も普及している．しかし，多くの機能温存術式に対応が十分とは言えずさらなる工夫が必要である．

2章 リンパ節と筋膜の解剖

　頸部郭清術は頭頸部癌の手術療法の基本である．では，頸部郭清術の基本は何かと聞かれれば，解剖と答える．その解剖の中で筋膜とリンパ節の解剖が特に重要である．頸部郭清術はリンパ節とリンパ管を含む脂肪結合織を筋膜というネットに包んで摘出する手術である[18]．

1 筋膜の解剖

　筋膜の英名である Fascia は包むまたは帯状のものという意味であり，包まれたものの多くは筋肉であるので，日本語では筋膜と訳されている．本来の意味から，内臓や血管を包む結合織も筋膜の一つである．これらは臓側（内臓）筋膜や血管鞘と呼称される．

　頸筋膜は頸部の筋群が3層に分類されるゆえに浅中深に分類される．頸部の筋肉は浅層筋，中層筋，深層筋に分類される[19, 20]．

　ここで混乱するのは英名の superficial fascia と deep fascia である．superficial fascia は皮下筋膜のことで非常に薄く，頸部では広頸筋，顔面では表情筋を含み，そのまま肩，

表2-1　頸部の筋膜

英名		和訳	構造名		従来の和名
superficial fascia		浅筋膜	皮下筋膜		―
deep cervical fascia		深頸筋膜	筋筋膜		頸筋膜
1	superficial layer (lamina), external	浅葉	被包葉	investing layer, enveloping layer	浅頸筋膜
2	middle layer (lamina)	中葉	気管前葉臓側葉	pretracheal layer, visceral layer	中頸筋膜
3	deep layer (lamina), internal	深葉	椎前葉	prevertebral layer	深頸筋膜
	carotid sheath	頸動脈鞘	血管鞘		頸動脈鞘

表2-2　頸部の筋肉[20]

浅層筋	胸鎖乳突筋 僧帽筋	
中層筋	舌骨下筋群	胸骨舌骨筋，肩甲舌骨筋，胸骨甲状筋，甲状舌骨筋
深層筋	椎前筋	頭長筋，頸長筋
	椎側筋	前・中・後斜角筋，肩甲挙筋
	椎後筋	菱形筋，固有背筋

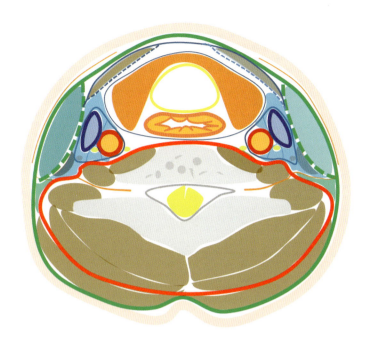

図 2-1　頸部の筋膜と筋肉

胸，腋などの皮下組織に連続している．superficial fascia の概念は日本の解剖学には伝統的に欠落していて，頸胸腹部の最表層筋の筋膜を浅胸筋膜や浅腹筋膜と呼び，つまり英名の superficial layer of deep cervical fascia を浅頸筋膜と称していた．英語和訳の頸部の浅筋膜と従来の浅頸筋膜とは似ても異なる．その上に成書では共にそれぞれ浅頸筋膜と記載されることもあり，この用語には注意が必要である．ここでは superficial fascia と superficial layer of deep cervical fascia をそれぞれ浅筋膜，深頸筋膜浅葉と表す．

深頸筋膜浅葉は浅層筋である胸鎖乳突筋と僧帽筋を包んでいる．胸鎖乳突筋の両端では一枚の筋膜となる．

深頸筋膜中葉は胸骨舌骨筋や胸骨甲状筋などの舌骨下筋群を包んでいる．その前面では浅頸筋膜と癒合し分離が困難である．下方では胸骨上隙を成し分離している．

深頸筋膜深葉は椎前筋から椎側筋である斜角筋と肩甲挙筋，さらに椎後筋を覆い，筋膜の輪を形成する（図 2-1）．

模式図的にはこの 3 層の頸筋膜は同心円状に配置している訳であるが，実際の臨床では浅葉が円状にあり，その内円として後方に深葉が位置する．また，円ではなく頸椎の棘突起の部分でくびれる．中葉は半円状に深葉の前方に位置する．

Radical neck dissection ではこの浅葉と深葉に包んで頸部組織を郭清する．

外円である浅頸筋膜に対し内円である深頸筋膜の中心は後方に偏っている訳である．そのために後方の僧帽筋側ではこの浅葉と深葉は密に接する．その隙間に副神経が位置する．前方の甲状腺と気管側では両者の間隔は広がり，その間隙は頸動脈鞘で占められている．頸動脈鞘も筋膜である．頸動脈鞘には総頸動脈，内頸静脈，迷走神経が包まれているが，これらはそれぞれ固有の鞘（実際には中隔）で包まれ，さらに全体に包まれている．したがって，頸部郭清

2章　リンパ節と筋膜の解剖

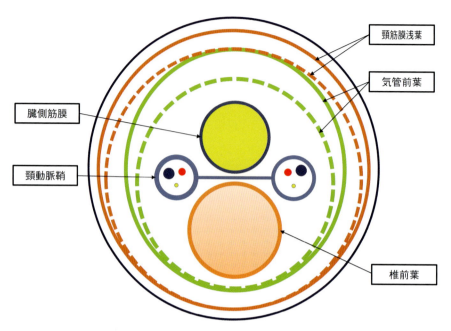

図 2-2　頸筋膜の基本設計
(佐藤達夫：頭頸部外科に必要な局所解剖 (3) 頸部の筋膜. 耳鼻咽喉科・頭頸部外科 65 (3)：182, 1993. より)

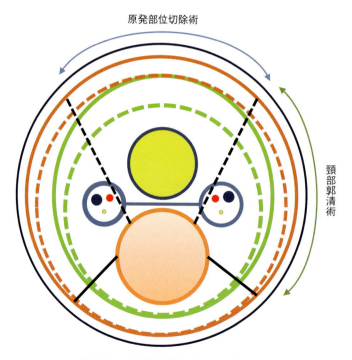

図 2-3　頸部郭清術における筋膜

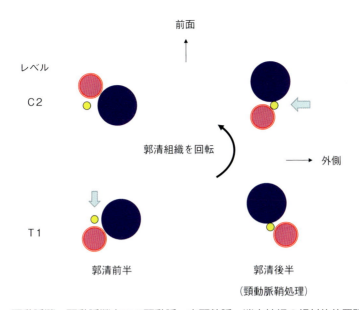

図 2-4　頸動脈鞘：頸動脈鞘内での頸動脈，内頸静脈，迷走神経の相対的位置関係[18]
深頸筋膜面を外側より郭清挙上し，迷走神経は上方では手前に位置するが下部ではやや内側に位置することになる．

術において頸動脈鞘を切り開く場合，各鞘を切離する必要がある（図2-1, 2）．

頸部郭清術と原発切除術（咽喉頭食摘術など）は一連の同一筋膜の手術として行われる（図2-3）．

頸動脈鞘を切り開いて迷走神経へアプローチする場合は郭清術前半では下方で前面から，郭清組織が回転した後半では上方で側面からが到達しやすい（図2-4）．

2　リンパ節の解剖

頭頸部領域のリンパ節群はいくつかの領域に区分される．その分類には通常中頸筋膜を境として浅と深に分けられ，さらに大血管を境として前と側に分類される．さらにいくつかの亜区域に分類される[2, 9, 21]．

後頭部（occipital nodes）や耳介後部リンパ節（retroauricular nodes, mastoid nodes）は頭皮部の癌の切除において郭清されるリンパ節である．耳下腺リンパ節（parotid nodes）は顔面や耳下腺の癌において郭清される．咽頭後リンパ節（retropharyngeal nodes）は咽頭癌の治療において重要なリンパ節である．前頸リンパ節群（anterior cervical nodes）も甲状腺や喉頭の癌では高頻度に転移するリンパ節である．この中で通常の頸部郭清術では頤下（submental nodes），顎下（submandibular nodes），側頸リンパ節群（lateral cervical nodes）の郭清を行う．

深側頸リンパ節群（deep lateral cervical nodes）は特に重要なリンパ節群であり，これらのリンパ節はさらに細分される．その分類には解剖学的に重要な神経と血管に沿ってリンパ節群を分けると理解しやすい．この解剖学的分類では副神経リンパ節鎖（spinal accessory chain），頸横リンパ節鎖（transverse cervical chain），内頸静脈リンパ節鎖（internal jugular chain）の3つのリンパ節鎖が三角形に配置する（図2-5）．

副神経リンパ節鎖（spinal accessory chain）は副神経に沿うリンパ節である．上方

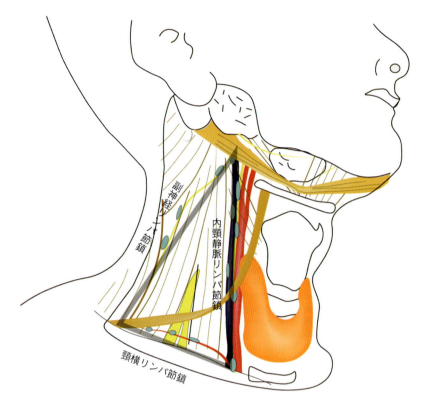

図 2-5　リンパ節鎖の三角と模式図

は内頸静脈の外側に位置し，側下方へ流れる．胸鎖乳突筋を貫いた後に後頸三角部でリンパ節は表在性となり数も増す．僧帽筋近くにて頸横リンパ節鎖へつながる．後頭部リンパ節や耳介後部リンパ節からのリンパ管，後頭部や頸部の外側からのリンパ管が副神経リンパ節鎖に流入する．

　頸横リンパ節鎖 (transverse cervical chain) は頸横動静脈に沿うリンパ節群で外側は副神経リンパ節鎖につながり，内側では内頸静脈リンパ節鎖につながる．ここには副神経リンパ節や鎖骨下リンパ節から流入し，さらに上胸部や頸部下外側の皮膚からのリンパ管が流入する．

　内頸静脈リンパ節鎖 (internal jugular chain) は頭頸部のリンパ経路の主幹をなすリンパ節群である．このリンパ節鎖は前群と外側群に分けられる．前群は内頸静脈リンパ節鎖の上半分に位置し，さらに digastric nodes と thyroid nodes に分けられる．digastric nodes は顎二腹筋後腹から顔面静脈までの間のリンパ節群である．thyroid nodes は内頸静脈の前面で総顔面静脈の下方に上甲状腺静脈に沿うように位置する．これらの前群には顎下部，後頭部，耳後部，耳下腺部，咽頭後リンパ節からのリンパ管が流入する．

　外側群は顎二腹筋後腹から鎖骨下静脈までの間で内頸静脈の外側に位置する．上下端では副神経リンパ節鎖や頸横リンパ節鎖と完全に分けることは難しい．上方では縦に長く扁平なリンパ節であり，時に 2〜3cm になる．また上方ではリンパ節は静脈の外側に位置するが，下方 1/3 では後方に位置して横隔神経と近接する．下方端ではリンパ節は小さくなるが，逆にリンパ管は太くなり多くの症例で 1 本の輸出管に

なる．この頸リンパ本管は右では鎖骨下静脈か内頸静脈に流入するが，左では胸管に入るか，または鎖骨下静脈や内頸静脈，または静脈角に直接入る．

内頸静脈リンパ節鎖へ頭頸部のほとんどの領域からのリンパ流が入る．特に下部のリンパ節（鎖骨上リンパ節）へは気管周囲リンパ節や胸部，腋窩からのリンパ流も入る．

頭頸部のリンパ節はこの三角を基本としてこれに集まるように流れる．この3つのリンパ節鎖の交差する部位には当然リンパ流が集まるわけであるが，その中で顎二腹筋後腹の直下に見出される楕円形のリンパ節を jugulodigastric node または Küttner 主リンパ節と呼ぶ．ここは顔面静脈，舌静脈が内頸静脈や外頸静脈から分枝する部位にあたり顎顔面頸部のリンパ系が集まるところであり，転移の好発部位である．

また，頭頸部癌取り扱い規約のリンパ節分類や MSKCC のレベル分類に記載されないリンパ節として，咽頭後リンパ節，retropharyngeral node（Rouviére nodes）がある．これは外側と内側に分類される．外側咽頭後リンパ節は軸椎のレベルにある．これらの咽頭後リンパ節には鼻腔後部，蝶形骨洞，後篩骨洞，口蓋，中耳，上咽頭，咽頭後壁，輪状後部，頸部食道からのリンパ液が流入する．内側群は外側咽頭後リンパ節に流出し，さらに上内深頸リンパ節へ流入する．

胸管（左）リンパ本管は上縦隔では食道の左側を胸膜，鎖骨下動脈，総頸動脈に接するように上行し，第7頸椎の横突起辺りにて外側に向かい，前斜角筋の内側縁を下行して静脈角，または内頸静脈，鎖骨下静脈へ入る．この間に

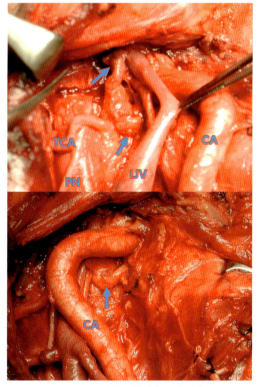

図 2-6　胸管（矢印）の解剖
CA 総頸動脈，IJV 内頸静脈，TCA 頸横動脈，PN 横隔神経

頸横リンパ節鎖や内頸静脈リンパ節鎖からの輸出管，鎖骨下リンパ本管がこれにつながる．これらはバリエーションがあり，リンパ本管によっては直接，静脈に流入する（図 2-6）．

3 その他の重要な解剖構造

1. 頸動脈

大動脈弓からは腕頭動脈，左総頸動脈，左鎖骨下動脈がこの順で起こる．腕頭動脈はしばしば無名動脈とも呼ばれるが，右鎖骨下動脈と右総頸動脈の共通の起始幹である[22, 23]．したがって，総頸動脈は右が腕頭動脈より，左が大動脈弓より直接起こり，左がやや長い．総頸動脈の太さは日本人では約 7mm で全長にわたり太さに変化はない．内および外頸動脈への分岐部の高さは喉頭の高さが年齢変化するので，頸椎を尺度とするのがよい．C3・C4 の前結節の中間および C4 前結節の高さに位置している．内頸動脈は脳の主要栄養動脈であるが，そのためか頸部では分枝しない．

2. 内頸静脈

内頸静脈は頭頸部領域の大半の静脈血を集める．頸静脈孔を出た内頸静脈は内頸動脈の背側外方に位置するが，下行するに従い前方へ変異する．太さは右がやや太い．内頸静脈に注ぐ静脈では顔面静脈と下顎後静脈が重要である．下顎後静脈は浅側頭動脈と顎動脈の流域の血流を外頸静脈と二分して集める[24]．

3. 頸神経（頸神経叢，腕神経叢，横隔神経）

C1-C4 の前枝は互いに連絡し，頸神経叢を形成する．これらから大耳介神経，頸横神経，鎖骨上神経などの皮神経が分枝し，頸神経ワナが作られる[25]．

さらに C5-T1 の神経は連結して上・中・下

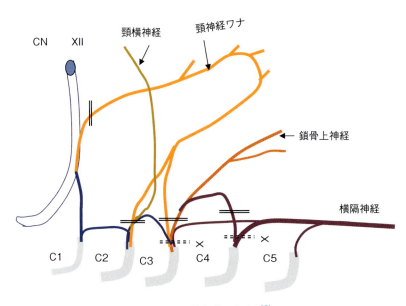

図 2-7 頸神経叢の解剖[18]

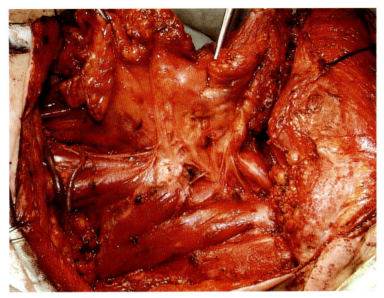
図 2-8 郭清時の頸神経叢

3本の神経幹を作り，さらにこれらが分枝集合して3本の神経束となる．これが腕神経叢である．腕神経を形成する頸神経は前斜角筋と中斜角筋の間を通って頸部に現れる．腕神経叢からの神経の多くは腋窩で分枝するか腕神経叢の後方へ向かうので，頸部操作で遭遇する神経は鎖骨下筋神経と横隔神経である．鎖骨下筋神経は鎖骨上の脂肪結合織の中にある．横隔神経はC4からの分枝を中心に形成されC3，C5の枝が加わる．この主横隔神経に加えて，頸神経ワナや鎖骨下筋神経から起こる副横隔神経がある．頸神経部切離する際，横隔神経の走行に注意する（図 2-7, 8）．

4. 脳神経（顔面神経，迷走神経，舌下神経，副神経）

頸部郭清で遭遇する顔面神経は下顎縁枝と頸枝である．下顎縁枝の最下端は頸部伸展位では下顎骨下縁の下方で平均すると約1cmに存在する．顔面動脈が下顎骨下縁を越えるところでこれと交叉をする．頸枝は顔面神経下行枝が下顎後静脈とともに耳下腺内を通り，これと分れて耳下腺を出た付近で分枝し，斜め下方へ向かう．

迷走神経は頭蓋底を出て，内頸静脈と頸動脈の間を垂直に下行する．この両血管との位置関係では頸部の上方ではやや後方にあり，下方では逆にやや前方に位置する[26]．

舌下神経は内・外頸動脈の前面を横走して，茎突舌骨筋と顎二腹筋後腹の裏面に沿って前走する．この間に頸神経ワナを形成する下行枝を出す．さらに舌骨舌筋外面に接して前上方に走行し舌筋群に分枝する．

副神経が支配する筋肉は胸鎖乳突筋と僧帽筋である．頸静脈孔を出た副神経は内頸静脈に沿って下行し，顎二腹筋後腹の高さでこれと離れやや後方へ向かう．副神経は胸鎖乳突筋の上中1/3の所で筋の裏面に入り，筋内またはその直前に胸鎖乳突筋枝を分枝する．胸鎖乳突筋の外側縁1/2やや上を出た僧帽筋枝は筋膜下の比較的浅い走路をとり後頸三角を斜めに下行する．僧帽筋枝は必ずしも胸鎖乳突筋を貫かず，その裏面に沿って下行することもある．僧帽筋近くではやや深い走路となり筋の裏面に入

る．副神経にはそれぞれ C2 と C3，4 頚神経枝が加わり，胸鎖乳突筋と僧帽筋は副神経と頚神経の 2 重支配を受ける．

5. 胸鎖乳突筋

　胸鎖乳突筋の起始は，胸骨と鎖骨で，停止は乳様突起であるが，停止は後頭部にも広がっている．つまり下端の 2 つの付着部と上端の 2 つの付着部の組み合わせで，胸骨乳突部，胸骨後頭部，鎖骨乳突部，鎖骨後頭部の 4 部に分解できる．4 頭のうち円柱状の鎖骨乳突部が他の 3 頭に対し奥にあり，かつ斜めに交叉している．

4　頸部解剖のポイント

　頸部郭清術の手術において必要なことは，もちろん解剖の知識である．特に筋膜とリンパ節の解剖が重要である．筋膜という袋にリンパ節を包んで切除するのが頸部郭清術である．また，頸部の立体構造に熟知し，重ねた紙をめくるように次に出会う解剖構造を先読みしてメスを用いることが必要である．

3章 頸部郭清術式の分類

　1章で述べたように系統的頸部郭清術の歴史は1906年にCrileによってこの術式が優れていることが報告されたときに始まる．麻酔法の発達や抗生物質の発見により，その後半世紀近く経ってMartinによって普及し頭頸部がんの基本術式として確立した．本邦では岩本が1954年に導入し頸部郭清術と称した．このような歴史的背景を有する術式であるが，その後のModified radical neck dissectionやSelective neck dissectionなどの機能温存術式の開発などにより術式の名称に混乱をきたしたため，頸部リンパ節分類法といくつかの術式分類法が提唱されてきた．

1 これまでの頸部リンパ節分類法と頸部郭清術分類法

　代表的な分類として1981年に発表されたMemorial Sloan-Kettering Cancer Centerのレベル分類[27)]がある．さらにサブレベルの考えが1987年にSuen, J.Y.とGoepfert, H.により提案された[28)]．

　頸部郭清術分類案には過去に米国案としてAmerican Academy of Otolaryngology, Head and Neck Surgery（AAO-HNS）[29)]とMemorial Sloan-Kettering Cancer Center[30)]の提唱した分類があり，いずれもMemorial Sloan-Kettering Cancer Centerのリンパ節levelに基づく分類法である．この中でAAO-HNS分類が広く支持されてきた．頸部郭清変法の細分類についてはAAO-HNS分類では保存組織を併記する方法を提案した．MKSCC分類はAAO-HNS分類を評価し，より頸部郭清術式の変遷により対応しやすい分類法として提唱された．

　MSKCC分類の3分の考え方は，やはり郭清されるレベル数をもとにして，①4つあるいは5つ以上のレベルを郭清，②3つのレベルを郭清，③2つ以下のレベルを郭清，とした．すなわちMKSCC分類の修正点は，1）AAO-HNS分類のSelective neck dissectionを②と③に分けたこと，また2）AAO-HNS分類では4番目に分けられたExtended neck dissectionを，範囲は全頸部で重要臓器の合併切除の場合として①に包括したこと，そして3）2番目に分けられたModified radical neck dissectionも同様に①に一括したことの3点である．

　さらにMedina, J.E.[31)]は1989年にModified radical neck dissectionを保存する組織によりtype Ⅰ，Ⅱ，Ⅲに分類する方法を提唱した．

　2001年にはAAO－HNS1991年分類がAmerican Head and Neck Society（AHNS）と共同で改訂された[32)]．主な改訂点はリンパ節レベル分類が細分化され，境界が明確化されたこと，さらにSelective neck dissectionの術式の名称が変更されたことである．レベル分

表3-1 AAO-HNSとMSKCCによる頸部郭清術分類案
A. AAO-HNS classification（1991）[29]

		Type of neck dissection	Nodal levels dissected
I		Radical neck dissection（RND）	I-V
II		Modified radical neck dissection（MRND）	I-V
III		Selective neck dissection	
	1	Supraomohyoid neck dissection	I-III
	2	Posterolateral neck dissection	II-V
	3	Lateral neck dissection	II-IV
	4	Anterior compartment neck dissection	VI
IV		Extended radical neck dissection	I-V

B. MSKCC classification（1994）[30]

		Type of neck dissection
I		Radical（4 or 5 node levels resected）
	1	Conventional radical neck dissection
	2	Modified radical neck dissection
	3	Extended radical neck dissection
	4	Modified and extended radical neck dissection
II		Selective（3 node levels resected）
	1	Supraomohyoid neck dissection
	2	Jugular neck dissection
	3	Any other 3 node level dissection levels specified
III		Limited（no more than 2 node levels resected）
	1	Paratracheal node dissection
	2	Mediastinal node dissection
	3	Any other 1 or 2 level dissection levels specified

類はMemorial Sloan-Kettering Cancer Centerより提唱された頸部のリンパ節分類であり，レベルI～VIまで分けられている．この6レベルに6のサブレベルが追加された．レベルIAとIB，IIAとIIB，VAとVBである．レベルIAとIBは顎下部と頤下リンパ節であり，従来分けて扱われていた．レベルIIAとIIBは共に上内深頸リンパ節で副神経により上下に分けられる．この部への転移頻度が中咽頭より低い口腔や喉頭で，IIBの郭清を行うか否かをIIAへの臨床的転移により決めることが可能である．IIBの郭清を省略できれば，副神経やSCMへの障害を減らすことができる．このIIBの郭清については検討すべき課題である．レベルVAとVBは肩甲舌骨筋の高さで上下に分けられる．上部は副神経リンパ節鎖であり，下部は主に頸横リンパ節鎖に属する．また，IIBは副神経リンパ節鎖と内頸静脈リンパ節鎖の合流点である．Memorial Sloan-Kettering Cancer Centerによるレベル分類はこのような解剖学的分類よりも実際の臨床に基づいている．サブレベルを加えることにより，解剖学的分類に配慮した分類となった．また，各レベルとサブレベルの境界も解剖学的に明確に示された．

　この改訂の主眼はSelective neck dissec-

1 これまでの頸部リンパ節分類法と頸部郭清術分類法

表 3-2　1991 年分類と 2001 年分類[32]

	1991 Classification	2001 Classification
I	Radical neck dissection (RND)	Radical neck dissection (RND)
II	Modified radical neck dissection (MRND)	Modified radical neck dissection (MRND)
III	Selective neck dissection 　1. Supraomohyoid neck dissection 　2. Posterolateral neck dissection 　3. Lateral neck dissection 　4. Anterior compartment neck dissection	Selective neck dissection: each variation is depicted by "SND" and the use of paentheses to denote the level or sublevels removed
IV	Extended radical neck dissection	Extended radical neck dissection

tion である．6 サブレベルの追加とレベルの境界の定義は Selective neck dissection を意識して行われている．Selective neck dissection (SND) の術式の呼称は SND に加え郭清されたレベルを併記することにより示される．さらにレベル以外のリンパ節についてはその名称を加える．たとえば，Supraomohyoid neck dissection は SND（I-III）であり，

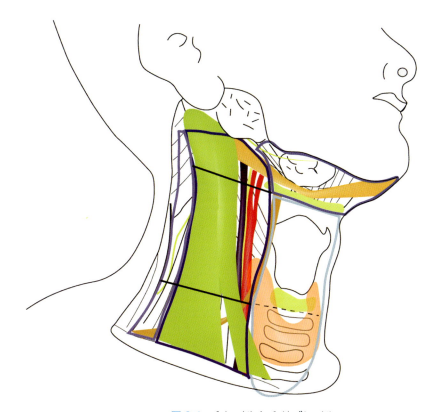

図 3-1　6 レベルと 6 サブレベル
(Robbins KT, Arch Otolaryngol Head Neck Surg. 2008 参照).

Jugular neck dissection に咽頭後リンパ節郭清を追加した例では SND（Ⅱ-Ⅳ），retropharyngeal nodes と表記する．

さらに 2008 年[33)] には AAO-HNS・AHNS 分類の小改訂が行われた[33)]．放射線学的解剖に配慮し[34)]，レベルⅠとⅡ，レベルⅢ/ⅣとⅥの境界を見直し，レベルⅦとして superior mediastinal nodes を定義した（図 3-1）．

2 放射線治療研究グループによるレベル分類

強度変調放射線治療（IMRT）が頭頸部癌の放射線治療の主体になるに伴い，各施設のリンパ節への照射野（target volume）のばらつきが課題となってきた[35)]．そこで，放射線治療研究グループは画像診断に基づく頸部レベル分類と命名をこれまで発表してきた．Gregoire, V. らは 2003 年にリンパ節転移陰性例における臨床的標的体積（CTV）ガイドラインを報告した[36)]．2006 年にはリンパ節転移陽性例と術後頸部における CTV のガイドラインを示した[37)]．これらの報告は 2014 年に改訂され，多くの放射線治療研究グループ（DAHANCA, EORTC, HKNPCSG, NCIC CTG, NCRI, RTOG, TROG）のコンセンサスガイドラインとして頸部リンパ節レベル分類と命名が報告された[35)]．TNM アトラス[38)]，Rouvière, H. の

表 3-3　放射線治療研究グループのレベル分類

TNM atlas for lymph nodes of the neck		Node levels modified from Robbins	
Group number	Terminology	Level	Terminology
1	submental nodes	Ⅰa	submental group
2	submandibular nodes	Ⅰb	submandibular group
3	cranial jugular nodes	Ⅱ	upper jugular group
4	middle jugular nodes	Ⅲ	middle jugular group
5	caudal jugular nodes	Ⅳa	lower jugular group
		Ⅳb	medial supraclavicular group
6	dorsal cervical nodes along the spinal accessory nerve	Ⅴ	posterior triangle group
		Ⅴa	- upper posterior triangle nodes
		Ⅴb	- lower posterior triangle nodes
7	supraclavicular nodes	Ⅴc	lateral supraclavicular group
8	prelaryngeal and paratracheal nodes	Ⅵ	anterior compartment group:
		Ⅵa	- anterior jugular nodes
		Ⅵb	- prelaryngeal, pretracheal, & paratracheal nodes
9	retropharyngeal nodes	Ⅶ	prevertebral compartment group:
		Ⅶa	- retropharyngeal nodes
		Ⅶb	- retro-styloid nodes
10	parotid nodes	Ⅷ	parotid group
11	buccal nodes	Ⅸ	bucco-facial group
12	retroauricular and occipital nodes	Ⅹ	posterior skull group:
		Ⅹa	- retroauricular & subauricular nodes
		Ⅹb	- occipital nodes

（文献 35 より引用）

解剖学，Robbins, K.T. らの改訂によるレベル分類[32]を基に 10 レベルとその亜分類による報告した．Memorial Sloan-Kettering Cancer Center のレベル分類には含まれないリンパ節群も含まれ，頸部のリンパ節はほぼ網羅されている分類である．

3 本邦の頸部郭清術の分類

米国分類に比し，本邦では北村と広戸が新しい名称の変法を加え提案した．愛知案[39]は米国の 2 分類を基に，和名に配慮した分類として提唱された．

この後，系統的かつ統一性のある定義づけが行われておらず，また選択的頸部郭清術の術式の拡大に伴い，新たなる系統的な分類と名称が必要と考え，厚生労働科学研究費補助金による研究班 Japan Neck Dissection Study Group（JNDSG）は，2005 年に頸部郭清術の分類と名称に関する試案を提唱した[40]．

1．JNDSG 分類

さらに頸部郭清術に関する治療法の変遷，たとえば選択的頸部郭清術の適応の拡大とセンチネルリンパ節生検術の臨床応用，さらに救済手術として適応の増加があり，これらへの対応の必要が求められた．2010 年に JNDSG 頸部郭清術分類は改訂された[41]．

① 頸部郭清術の分類と名称に関する 2005 年案の考え

頸部郭清術は包括的な呼称でありその術式には多くの型が存在する．Radical neck dissection が主流であった過去に比し，今日多くの機能温存術式が行われ，これに対する対応が必要である．

頸部郭清術に対してこれまで本邦には術式の変遷に対応し，統一された系統的分類と命名法が存在しない．ここで最も重要な点は，個々の症例の進展度に応じた必要最小限の手術を行い機能温存による QOL の向上をめざすことが今後の外科手術には要求されることである．頸部郭清術も例外ではなく，今後の頸部郭清術はこれまでの画一的な手術でなく，症例により個別化された郭清術となることが予測される．このような術式を表現するためには郭清の範囲と切除または保存される非リンパ組織を的確に表す

表 3-4　愛知案による和名分類

	頸部郭清術の分類と和名		英名	英略語
I	全域郭清　Total neck dissection（ND）			
	1	全頸部郭清	Radical ND	RND
	2	頸部郭清変法	Modified RND	MRND
	3	拡大郭清	Extended RND	
II	領域郭清　Regional neck dissection			
	1	上中深頸郭清	Supraomohyoid ND	SOND
	2	深頸郭清	Jugular（Lateral）ND	JND（LND）
III	1	区域郭清　Limited nodes dissection（NsD）		
	2	気管周囲郭清	Paratracheal NsD	
	3	顎下郭清	Submandibular NsD	
	4	頤・顎下郭清	Suprahyoid NsD	
	5	咽頭後郭清	Retropharyngeal NsD	
	6	後頭下郭清	Suboccipital NsD	
IV	広域郭清　Extensive neck dissection			

（文献 39 より引用）

3章　頸部郭清術式の分類

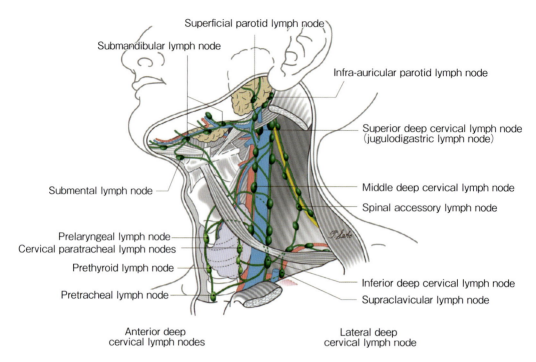

図 3-2　Deep lymph nodes of the neck
(日本癌治療学会：International Journal of Clinical Oncology p.259, Fig.4, 2003. より引用)

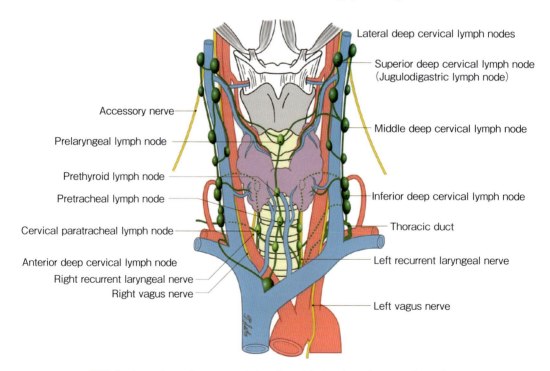

図 3-3　Lymph nodes around the thyroid gland and cervical trachea
(日本癌治療学会：International Journal of Clinical Oncology p.260, Fig.5, 2003. より引用)

ことができる自由度の高い分類が必要とされる．すなわち，治療法の比較検証のための術式の記載法の統一のみならず個別的治療からも，頸部郭清術の系統的分類と命名法が必要とされる．

この新たな頸部郭清術の分類と呼称を考える上で，次の2点に留意した．
1) 頭頸部癌以外の隣接臓器との名称分類の統一性および関連学会との整合性を図る．
2) 本邦独自の分類ではなく，欧米の分類との互換性を図る．

このような頸部郭清術の分類と呼称に対する考えと留意点から，2005年に新たなる系統的分類と呼称を提唱した．頸部郭清術の分類は基本的には郭清されるリンパ組織の範囲と切除または保存される非リンパ組織（副神経，内頸静脈，胸鎖乳突筋）の組み合わせで分類されるべきであり，このためにはリンパ節群の範囲と分類が明記される必要がある．これには原則として日本癌治療学会リンパ節規約[42)]を用いた．2002年10月に刊行され，隣接臓器との名称分類の統一性，および関連学会との整合性を図る上でこの分類が最も適切である（図 3-2, 3）．

②頸部リンパ節領域

頸部リンパ節の分類としては日本癌治療学会リンパ節規約を用いるが，そのままでは分類表記が煩雑になるため，表記を簡便化する目的で頸部リンパ節領域を考案した．頸部リンパ節領域は3つの基本領域とその他の領域に分類し，内頸静脈リンパ節群は全体で1つの基本領域とし，これまでの分類との互換性を考慮し小分割として亜区域を設けた．

基本領域についてはその大文字英字で，基本領域の亜区域については数字で表す．頤下・顎下リンパ節は Submandibular, Submental の"S"で，内頸静脈リンパ節は Jugular の"J"で，後頸三角リンパ節は Posterior の"P"で表記した．その他の領域は略名の英小文字2字で表した（図 3-4, 表 3-6）．

③頸部郭清術の分類と名称

郭清範囲により全頸部郭清術と選択的頸部郭清術の名称を用いて分類する．全頸部郭清術は基本領域 SJP すべてを含む郭清で，Radical neck dissection もしくは Modified radical neck dissection に相当する．ただし，S1は省略してもよい．英名は Total neck dissection で略名は TND である．選択的頸部郭清術は少なくとも1基本亜区域以上を含む郭清である．英名は Selective neck dissection で略名は SND である．

④術式の簡略表記法
● 表記法の原則

頸部郭清術を簡略して表記する場合は TND

表 3-5 切除される非リンパ組織と略名

a. Principal structures in neck dissection	Abbreviation using one large letter
sternocleidomastoid muscle	M
internal jugular vein	V
spinal accessory nerve	N
b. Non-principal suructures	Abbreviation using two small letters
vagus nerve	vn
sympathic nerve	sn
carotid artery	ca
neck skin	sk
deep cervical muscles	dm

（文献 41 より引用）

と SND の区別なく ND とする．郭清された領域と切除された非リンパ組織の 2 つの要素を略字でカッコ内に併記しその間はスラッシュ（/）で区別する．基本となる非リンパ組織の胸鎖乳突筋，内頸静脈，副神経は英大文字 1 字の M，V，N でそれぞれ表し，その他の非リンパ組織は英小文字 2 字で表す．基本となるリンパ節領域および非リンパ組織（表 3-5）とその他の領域および非リンパ組織との間はカンマ（,）で区切る．

● 表記例
ND（SJP/VNM）：根治的頸部郭清術

ND（SJP/VM）：副神経温存の頸部郭清術変法
ND（J）または ND（J1-3）：Jugular (lateral) neck dissection
ND（SJ1-2）：Supraomohyoid neck dissection
rtND（JP, rp/VNM, vn）：右側で頤下・顎下リンパ節を残した根治的頸部郭清術を行い，これに咽頭後リンパ節郭清を追加し，さらに胸鎖乳突筋，内頸静脈，副神経，迷走神経を切除した．

表 3-6 JNDSG2010 頸部リンパ節領域の名称と略称

Ⅰ. Lymph nodes in the neck*				Symbols of the four principal groups and their subgroup of the cervical nodes	Abbreviations for other dissected nodes
1	parotid lymph nodes				
		a	superficial parotid nodes		
		b	deep parotid nodes		pg
2	submental lymph nodes and submandibular lymph nodes			S	
		a	submental lymph nodes	S1	
		b	submandibular lymph nodes	S2	
3	superficial cervical lymph nodes				sc
4	anterior deep cervical lymph nodes			C	
	A anterior group	a	prelaryngeal nodes	C1	
		b	thyroid nodes	C1	
		c	pretracheal nodes	C1	
		d	cervical paratracheal nodes	C1/C2**	
	B posterior group	a	retropharyngeal nodes		rp
		b	paraesophageal nodes	(C1/C2)	
5	lateral deep cervical lymph nodes			J & P	
		a	superior deep cervical nodes (jugulodigastric nodes)	J1	
		b	middle deep cervical nodes (jugulo-omohyoid nodes)	J2	
		c	inferior deep cervical nodes	J3	
		d	spinal accessory nodes	P1/P2***	
		e	supraclavicular nodes (scalene nodes)	P2	
Ⅱ. Lymph nodes in the thorax					
1	supreme mediastinal lymph nodes				
2	anterior mediastinal lymph nodes				sm

* ：cited from ref. 42.
** ：C1 represents ipsilateral node and C2 contralateral nodes.
***：P1 and P2 are divided by the border between the superior and inferior bellies of the omohyoid muscle.

（文献 41 より引用）

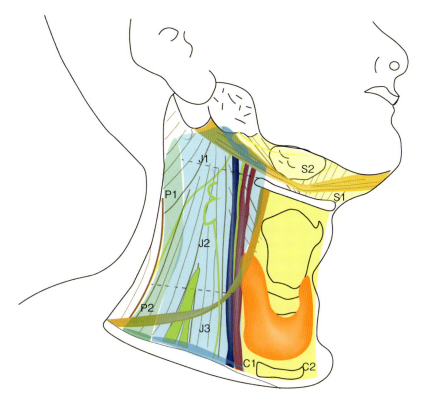

図 3-4　JNDSG2010 頸部リンパ節領域の名称と略称

⑤JNDSG2010 頸部郭清術分類の改訂点
● 基本領域への central compartment の追加

　甲状腺癌，下咽頭・喉頭癌においては anterior deep cervical lymph nodes への転移頻度は高い．特に甲状腺癌では好発する転移部位である．これらは 1) prelaryngeal lymph nodes，2) prethyroid lymph nodes，3) pretracheal lymph nodes，4) cervical paratracheal lymph nodes，5) para-esophageal nodes より構成される．central compartment とも総称され，AAO-HNS 案では level Ⅵに分類されている．この領域を基本領域の一つとして加え，central compartment の "C" で表す．この領域のリンパ節群は，群間および左右間のリンパ管網が密に連絡し，cervical paratracheal lymph nodes と para-esophageal nodes を除いては，左右に分けることはできない．また，左右同時に郭清されることも多い．これらの点を考慮し，亜区域については，この領域に限って患側を C1，さらに対側を C2 に分類する．

⑥頸部郭清術の呼称

　標準的郭清術については，ND（SJP/VNM）は SJP 郭清術，ND（SJ1-2）は SJ12 郭清術，ND（J）は J 郭清術のように基本郭清領域に基づいて呼称する．

⑦頸部郭清術のタイミング

　咽喉頭癌において，化学放射線治療が一次治療として行われる割合は増加している．したがって今日，頸部郭清術は一次手術として行われるとは限らず，むしろ集学的治療法の一部として化学放射線治療に続き計画的に行われることも

多い．また，化学放射線治療再発例の救済手術としても行われる．頸部郭清術の行われるタイミングは多様性に富んできている．そこで，primary, salvage などのタイミングを示すことが，治療法の理解のため必要と考える．

⑧AAO-HNS・AHNS2008年分類との違い

主な差はリンパ節分類にある．これまで提唱されたリンパ節分類案ではMSKCCのレベル分類が世界で広く用いられている．これはリンパ節の領域を符号化することにより簡略化され表記に優れていることによる．またその領域分けは解剖学的分類よりも臨床的有用性に基づいている．これらの多くの利点を有するが，一方において内頸静脈リンパ節群が三分割され，それぞれが同格に扱われていることに関しては，解剖学的な合理性に欠くと考える．内頸静脈リンパ節群[21]は上群では内頸静脈の外側縁と前縁に沿うリンパ節が認められるが，肩甲舌骨筋の高さを境とする下群では前群はほとんど消失する．したがって，肩甲舌骨筋にて上下に分類するのが解剖学的に適切と考えるが，これまでの分類とMSKCCのレベル分類に配慮し，内頸静脈群を1基本領域としさらに3小領域に分けた．

AAO-HNS・AHNS 分類と日本癌治療学会リンパ節規約ではリンパ節領域の境界に若干の差異がある．各分類の境界の縦方向の基準は，AAO-HNS 分類では舌骨下縁と甲状軟骨下端であり，日本癌治療学会リンパ節規約では舌骨上縁（厳密には顎二腹筋前後腹の境）と肩甲舌骨筋上下腹の境である．さらに AAO-HNS・AHNS 2008年分類のレベルⅠBとⅡAの境界は顎下腺後縁であるが，日本癌治療学会規約では顎二腹筋後腹となる．臨床におけるこれらの境界は頭位や頸部伸展による個々の症例のばらつきの範囲にとどまると思われ，実質的な差異はないと考える．ただし，データを公表する際にはこの差異を明記しておく必要がある．

4章
頸部郭清術の概念（楕円柱を切り出す）

　頸部郭清術とは頸筋膜からなる楕円柱に，筋肉，脂肪結合織，そしてリンパ節とリンパ管からなる頸部組織を包み込んで en bloc に切除する術式である（図 4-1, 2）．

　この楕円柱の外面は深頸筋膜浅葉，内面は後縁から前縁に掛けて深頸筋膜深葉，頸動脈鞘，深頸筋膜中葉で構成される．後縁は僧帽筋前縁で深頸筋膜浅葉と深葉が接する線，前縁は深頸筋膜中葉である．上面（頭側）と下面（尾側）は切離された筋肉と脂肪結合織で作られる．

　この楕円柱の4面2縁は術式によって筋膜の構成と切離端の高さが異なるが，基本的には筋肉，脂肪結合織，そしてリンパ節とリンパ管からなる頸部組織を筋膜で包み込んで郭清することは同じである．機能温存術式になると楕円柱の外面は深頸筋膜浅葉が胸鎖乳突筋の外から内に，後縁は僧帽筋前縁から胸鎖乳突筋後縁に移動し，それに従い下面は小さくなる．後面前方の頸動脈鞘部には内頸静脈は含まれない．楕円柱内の頸部リンパ節に被膜外浸潤や多発リンパ節転移があれば，バリアーとしての胸鎖乳突筋や内頸静脈の切除と郭清領域の拡大が必要となり，楕円柱の面と縁は外へ拡大する．上面は機能温存よりも原発部位によりその高さが変わ

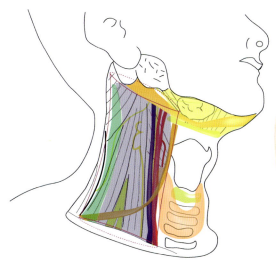

図 4-1　筋膜の楕円柱図

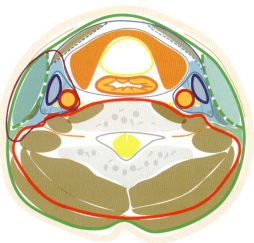

図 4-2　筋膜の楕円柱図横断面

4章 頸部郭清術の概念（楕円柱を切り出す）

表 4-1 縁と面のそれぞれで出会う解剖構造

	①外面	②上面 (ND (SJP), ND (SJ1-2))	②上面 (ND (JP))
浅層 ↓ 深層	皮膚 皮下組織 広頸筋 【深頸筋膜浅葉】 〔ND (S) JP/ (N) (V)〕 胸鎖乳突筋前縁 【胸鎖乳突筋内面深頸筋膜浅葉】 副神経 胸鎖乳突筋後縁 頸横神経	【深頸筋膜浅葉下顎下縁】 顔面神経下顎縁枝 顔面動静脈 耳下腺下極 胸鎖乳突筋乳様突起部 顎下腺 顎舌骨筋 顎下腺管 舌神経 顎下神経節 顔面動脈 【顎二腹筋後腹】	顔面神経下顎縁枝 耳下腺下極 顎下腺下縁 【顎二腹筋後腹】 後頭動脈 内頸静脈顎二腹筋部 副神経顎二腹筋部 頸動脈顎二腹筋部 舌下神経

	③下面 (ND (SJP), ND (JP))	③下面 (ND (SJ1-2))	④後縁
浅層 ↓ 深層	【深頸筋膜浅葉鎖骨上縁】 胸鎖乳突筋鎖骨胸骨部 外頸静脈 肩甲舌骨筋 鎖骨上神経 斜角筋前脂肪体 頸横動静脈 内頸静脈静脈角部 迷走神経下部 胸管（静脈角） 総頸動脈 深頸筋膜深葉 腕神経叢 横隔神経	【肩甲舌骨筋中間腱下腹部】 内頸静脈静 迷走神経 総頸動脈 深頸筋膜深葉	【深頸筋膜浅葉】 僧帽筋前縁 頸横動静脈 副神経 頭板状筋 【深頸筋膜深葉】

	⑤内面	⑥前縁
後方 ↓ 前方	【深頸筋膜深葉】 肩甲挙筋 後斜角筋 腕神経叢 前・中斜角筋 横隔神経 頸神経叢 深頸筋膜 頸動脈鞘 迷走神経 総頸動脈 内・外頸動脈 交感神経 深頸筋膜中葉	深頸筋膜浅葉 【深頸筋膜中葉】 肩甲舌骨筋上腹部 【前頸筋外側縁】 上甲状腺動脈

る．下面は口腔癌に対する予防的郭清術において上方へ移動する（図 4-3, 4）．

松浦秀博[43)]は切除組織を厚い本のような六面体とみなして郭清することを報告している．

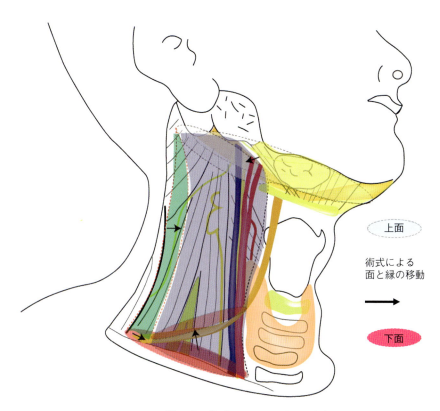

図 4-3　術式による面と縁の移動

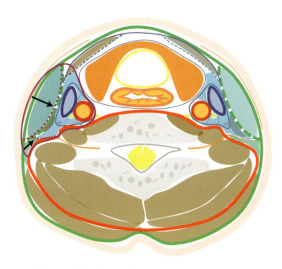

図 4-4　横断面での術式による面と縁の移動

5章

手術手技の基本

1 メスとハサミの扱い方

　外科的治療における手技の基本は，切開と縫合である．切開に用いられる器具はメスとハサミ（剪刀）であり，外科的治療を行うものはこれらに習熟していなければならない[44]．どちらもその構造と操作は単純であり，その分，結果は術者の技量に左右される．

　メスとハサミの大きな違いは，メスがもっぱら切ることに用いられるのに対し，ハサミは同時に剥離を行うことができる．さらにメスは面で切る横の動きであるのに対し，ハサミは線を切る縦の動きである．

　今日，止血機構を備えた新しい切開器具が開発されている．どのような切開も組織の挫滅を伴うが，鋼刃のメスとハサミによる切開が最も最小限の挫滅，すなわち最も鋭的であり，周囲組織への影響が少ない．また，刃先から伝わる繊細な感覚が低侵襲で正確な手術を可能にする．この鋼刃のメスとハサミの扱いに習熟することが外科の基本であり，その上で新たな切開凝固器具を扱うことが大切である．

1. メスを用いた頸部郭清術の基本手技

　メスは頭頸部の手術に適した器具である．はじめにメスが面で切る横の動きであると述べた．頸部の解剖を例に挙げると解りやすい．頸部は筋膜，筋，神経，血管などの組織が表層か

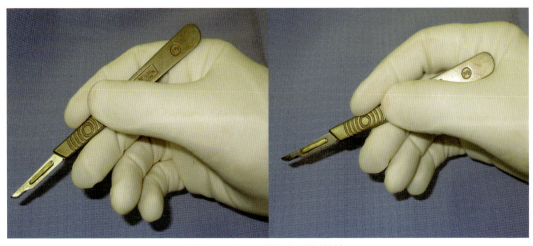

図 5-1　メスの持ち方（執筆法）

ら深層まで，紙を重ねたように全体に薄くまたは部分で厚くなった層状構造と考えることができる．また，頸部の筋膜は3層よりなり，模式図的にはこの3層の頸筋膜は同心円状に配置している．頸部の手術ではこの紙を一枚一枚めくるように各層を明らかにしていく．ここにメスのもつ鋭的切離の力が存分に発揮される．頸部郭清術がその典型であり，後に例を挙げて述べる．

メスの持ち方にはバイオリン把持法，テーブルナイフ把持法，執筆法があり，切開力，ストローク，繊細さで使い分ける．頭頸部の手術では主に執筆法にてメスを用いる．執筆法では繊細な動きが可能であり，かつ柄の先を持てば短いストロークでより微細な動きを，柄の後方を持てば長いストロークの動きを行うことができる．どのような持ち方でも軽いタッチで指先と手首の動きに柔軟性を与える（図 5-1）．

メスにおける切開の基本は次の点である．
1）切れるメスを用いる
2）適度なカウンタートラクションを加える
3）メスの刃は組織に垂直に当てる
4）薄紙一枚を切る指先の感覚
5）先行止血

メスの持ち味は鋭的切離である．切れないメスを用いると刃先に過剰な力が加わり，惰性で副損傷を招く．切開力を最小限にして切るために左右からの張力を組織に加える．助手は常に術者がどの組織をどのような方向に切離するかを考え，カウンタートラクションを掛けることが必要である．これらは経験的に理解されてきたが，今井容子ら[45]は皮膚切開の力学的解析を行い，切開の対象に十分な張力を加えることによって小さな切開力と短い時間での切開が可能であることを力学的に証明した．メスを斜めに用いて組織を削ぐように切開することは，メスの本来の用い方でなく特殊な方法である．指先の感覚で組織の硬さ，厚さ，切る深さを瞬時に見極め，それを刃先に伝えなければならない．習熟にはやはり経験を必要とする．手術において出血をいかに制御するかは重要な課題である．メスでは切開は可能であるが，凝固は不可能である．そこで，出血させないために血管を避ける剥離を適切な層で行いその後切開する．また，血管の手前で止める切開の深度を調節する技量が必要である．しかし，切開面にある微細な血管は避けられない．このような微細な血管は切離面に出た時点で，事前に凝固する．こうすることによって中断のない連続した切離が可能となる．

2. 頸部郭清術でのメスの扱い方

メスの扱い方について頸部郭清術を例に挙げ説明する．

頸部の筋と筋膜は同心円状に配置されており，外面の切離では広頸筋と浅頸筋膜の間の面を進む．この広い面ではゆっくりとしたストロークの長いメスの動きで行う．助手は皮膚鈎で広頸筋と皮膚を上方に引き上げ，術者は浅頸筋膜下の組織を左手で引くようにして，切離面にカウンタートラクションを掛ける．面に出現する血管はバイポーラーにて先行止血する．このように同心円に沿って行うメスの動きがある．松浦秀博はこのメスの動きを横のメスと表現した[46]．上端の切離を行う．これは重ねた紙を一枚一枚切離するメスの動きである．耳下腺を切離し，顎二腹筋後腹に達し，この下縁にて結合組織を切離，筋を鈎で持ち上げ，さらに結合織を切離してその下にある舌下神経，内頸動脈，頸動脈を露出する．これには助手による筋鈎での牽引と術者の左での張力が必要である．松浦はこの表層から深層に向かうメスの動きを縦のメスと表現した．

3. ハサミ（剪刀）

ハサミは切離と剥離を一連の動作で行い，その動きは縦の方向に行われる．したがって，腹腔や胸腔などのように臓器と組織が底の深い箱の内にある手術によく用いられる．頭頸部外科領域でわれわれがハサミを用いるのは，縦隔や

副咽頭腔などの場の展開が狭い領域である.
　ハサミでの切開は組織を鉗子で一括して把持し切開するのではなく，ハサミにより剥離の操作を行い，層を分け解剖学的に正しい層に入ることによりその帰結として切開を行う．この操作により危険な血管や神経を確認して避け，出血の少ない安全な手術を行うことができる.
　ハサミの持ち方であるが，通常は第1指と4指をブレードに挿入し，切開の操作は第1指で行う．この際，第1指の指先を深くブレードに挿入すると，先端の感触が伝わらないので浅く入れる．ハサミにはクーパー剪刀，メイヨー剪刀，メッチェンバウム剪刀などがある．組織の切開剥離にはメイヨー剪刀とメッチェンバウム剪刀を用いる．術者の好みと手術対象によるが，筆者はやや短めの反型メッチェンバウム剪刀を用いている．組織の剥離切開には先端をやや半開き状態で切離すべき組織を鋏み先端をわずかに閉じるようにしながら剪刀と組織を手前に引き寄せる．このとき切開に先立ち，切離すべき組織を解剖学的な層で血管や神経から剥離するには熟練が必要である.
　メスとハサミの手術はその構造と操作が単純であるがゆえに術者の技量が直接結果に反映される．それぞれの基本手技を十分に理解して使いこなす必要がある.

2 皮膚切開法

　頸部郭清術における皮膚切開線のタイプは，主に原発部位とその同時切除の有無により決まる．いくつかの留意点がある.
　①十分な視野が得られること.
　②頸部皮弁の血流は基本的にrandom patternであるため，鋭角な先端や縦長の皮弁形状（長さは幅の2倍まで）は避け，皮弁の壊死を招かないこと.
　③皮切線と頸動脈との交差は最小限，すなわち直角にする．三点縫合点や郭清術後の皮膚縦縫合線と頸動脈の重なりに留意する.

　皮切線にはいろいろなタイプが提唱されているが，基本的には横切開と複合（横切開＋縦/斜め）切開型に分類される.

● 横切開型
　下（上）横一線型と平行横切開（MacFee, 二字）型があり，特に平行横切開型は十分な術野を必要とするが，縦切開線を避けたい場合に用いられ，若い女性の甲状腺癌で適用されることが多い（図5-2）.

● 複合（横切開＋縦/斜め）切開型
　その形状により，Y（T，鍵）字（Conley）型，J（L，ノ）字（Hocky stick）型，U字（エ

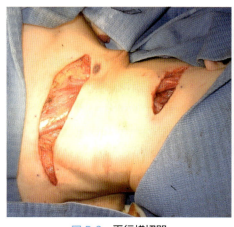
図5-2　平行横切開

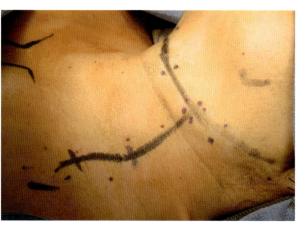
図5-3　T字切開

プロン）型，double Y（横H）字（Martin）型などに表現される．一般に縦切開線はその位置が後頸部から頸部正中に移るに従い瘢痕が目立つ．また，縦切開を曲線状にすると瘢痕による引きつれが軽減される（図5-3）．

3 手術に用いる器材

組織の把持，剝離，切開が手術の基本動作であるので攝子（無鉤直，スティーレ型），モスキート鉗子（無鉤湾曲型），メス（15番替刃メスとメスホールダーの組み合わせ）を用いている．エナジーデバイスは切開凝固用にショー加熱メスとモノポーラー型高周波切開凝固装置（電気メス）を使っている．止血凝固にはバイポーラー型高周波切開凝固装置（バイポーラー鑷子）を用いている．最近は鉗子型エナジーデバイスを使うこともある．

手術に用いる器材は，何を用いるかとともに各器材への術者個人の習熟が重要である（図5-4, 5）．

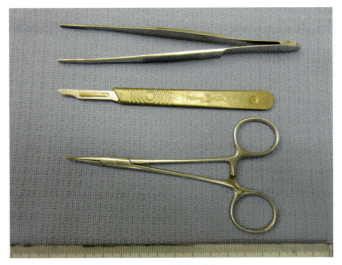

図5-4　基本器材

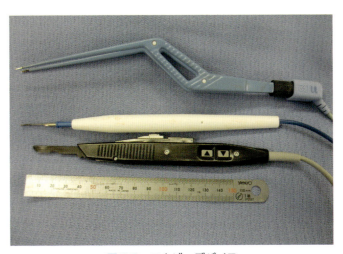

図5-5　エナジーデバイス

6章

頸部リンパ節転移に対する治療の適応と選択

1 治療法の選択

頭頸部癌の治療は手術療法と放射線治療に分けられる[47]．頸部リンパ節転移の主たる治療法は手術療法，すなわち頸部郭清術である．ただし，1) 上咽頭癌頸部リンパ節転移，2) 原発部位放射線治療時の頸部への同時治療，3) 節外浸潤例の術後治療では頸部への放射線治療が行われる．

2 頸部郭清術

1. 治療的郭清と選択的郭清

頸部郭清術は治療前にリンパ節転移の診断が確定されているか，または強く疑われているかにより，治療的郭清と選択的郭清に区別される．

治療的（therapeutic）頸部郭清術は診断的意義も有するが，治療的意義が大きい．一方，選択的（elective）または予防的（prophylactic）頸部郭清術は，潜在的転移に対応する立場であり，治療的意義をもつが診断的意義が大きい．stagingのための郭清術でもある．

2. 術式

臨床的に転移の明らかな症例に対してかつてはRadical neck dissectionが標準的術式であったが，その考えは変わってきている．どの組織が保存可能で，どの範囲を郭清すべきかについてである．まず，保存可能な組織について考える．術後機能を考慮すると副神経を保存することが可能かどうかは最も重要な問題である．Andersen, P.E.ら[48]はRadical neck dissection234例と副神経のみ保存したModified radical neck dissection132例の生存率，局所再発率，臨床的背景を比較し，両者に差を認めなかったことを報告している．また，武宮三三ら[49]はリンパ節転移陽性例40例中26例に同様の術式を行い，その頸部再発率は7.7％に過ぎなかったと報告している．実際の手術では後頸三角部にて副神経を明らかにし，これを中枢側へ剥離する．この段階で転移リンパ節との関係がより明瞭となり保存可能か判断できる．

転移陽性例でどのようなケースであれば内頸静脈の保存が可能かについて結論は出ていないが，術後放射線治療を考慮しても少なくとも明らかな被膜外浸潤を認めないことは必要である．

3. 潜在的転移

潜在的リンパ節転移がどのくらいであれば，選択的郭清術を行うかについては一定の基準はない．一般にはどこが原発部位であるか，Tの進行度はどのくらいかによって決められる．中・下咽頭癌，声門上部癌などは比較的早期にしかも両側頸部への転移を起こしやすい．また，Tについては平面的な広さが基準になって

いるが，リンパ管網の豊富な組織に癌が達しているかの深達度も重要な因子である．

Fukano, H. ら[50]の舌癌の検討では，N0 例で原発の深達度が 5mm を超える症例で 65％の転移があり，5m 未満では 6％に過ぎなかった．NCCN guideline 2015 Principles of surgery（neck management）[51]では，口腔癌で深達度が 4mm 以上では予防的頸部郭清術が推奨され，2mm 以下ではその適応は限定される．2～4mm では経過観察の容易さや臨床状況によって決められる．舌癌では深達度が潜在性転移の予測因子と考えられる．

4. 転移パターンと予防的郭清術での郭清範囲

Radical neck dissection から始まった系統的頸部郭清術は，機能障害と変形の少ない術式である Modified radical neck dissection からさらに Selective neck dissection と発展した．これにはリンパ節転移形式の理解と放射線治療による局所制御率の向上が寄与している．

すでに述べたように Shah[11]は全頸部を郭清した 1,081 例にて病理組織学的転移の形式を報告した．N0 および N ＋例でレベルⅠ- Ⅴまでを郭清し転移頻度を示した報告である．N0 例において潜在的転移の形式を理解するのに有用である．図 1-1（☞ 2 頁）にその病理組織学的リンパ節転移頻度を示した．

N0 例では口腔は S と J1-2（レベルⅠ- Ⅲ）への頻度が高く，J3（レベルⅣ）と P（Ⅴ）はそれぞれ 9％と 2％で低頻度である．中下咽頭・喉頭では J（Ⅱ- Ⅳ）への頻度が高く，S（レベルⅠ）と P（Ⅴ）への転移は少ない．したがって，選択的頸部郭清術は口腔ではレベルⅠ- Ⅲの郭清，すなわちND（SJ1-2）（Supra-omohyoid ND）を行い，中下咽頭・喉頭では J（レベルⅡ- Ⅳ）の郭清，すなわちND（J）（lateral ND）を行うのが適切である．

5. 頸部郭清術の選択と適応

NCCN guidelines（2015）Principle of surgery[51]では頸部郭清術の術式の選択と適応が次のように述べられている．

N0	Selective neck dissection - Oral cavity at least levels Ⅰ- Ⅲ - Oropharynx at least levels Ⅱ- Ⅳ - Hypopharynx at least levels Ⅱ- Ⅳ and level Ⅵ when appropriate - Larynx at least levels Ⅱ- Ⅳ and level Ⅵ when appropriate
N1-N2a-c	Selective or comprehensive neck dissection
N3	Comprehensive neck dissection

3　放射線治療

Veterans Affairs Cooperative Laryngeal Cancer Study Group[52, 53]の進行喉頭癌に対する喉頭温存の研究が行われ，N ＋喉頭癌でも化学放射線治療が選択枝の一つとして考えられるようになった．その後，主に咽喉頭癌を対象に N ＋進行頭頸部扁平上皮癌に対しても原発部位とともに頸部リンパ節転移に対して化学放射線治療が行われるようになった．その結果，化学放射線治療後の頸部リンパ節転移の残存と再発をどのように評価するか，さらにどのような頸部郭清術を行うかが課題となってきた．これらは後の章で述べる．

4　アジュバント療法

頭頸部扁平上皮癌頸部郭清術後の再発の予後因子としてリンパ節の被膜外浸潤と多発転移などが挙げられている．したがってこれらの因子が明らかな症例には照射が併用され局所制御が図られてきた．これまでに術前照射と術後照射が行われてきたが，現在では術後照射が一般的である．Memorial Sloan Kettering Cancer Center からの報告[54]では手術単独例，術前 20Gy 照射例，術後 50～60Gy 照射例の比較では術後 50～60Gy 照射例で最も再発率が低

く，さらに照射までの期間では6週以前と以後では6週以前に照射を開始した症例に再発率が低かった．頸部リンパ節転移郭清術後で再発ハイリスク例に対してはアジュバント治療として術後6週以内の放射線治療が一般に行われてきた．

抗癌剤を併用することの有用性については2004年に口腔，中下咽頭，喉頭癌原発症例に対して放射線治療単独群と化学放射線療法群を比較する2つの試験が欧米から報告された．RTOG95-01試験[55]は，リンパ節転移2個以上，リンパ節被膜外浸潤陽性，顕微鏡的断端陽性をリスク因子として，化学放射線療法群で2年局所制御率と無病生存率は有意に良好であった．一方，EORTC22931試験[56]では病期Ⅲ・Ⅳ，リンパ節被膜外浸潤陽性，顕微鏡的断端陽性，傍神経浸潤，血管内腫瘍塞栓，口腔・中咽頭癌で転移リンパ節レベルⅣ・Ⅴをリスク因子とした．無増悪生存率と全生存率で化学放射線療法の有用性が示された．両試験の共通するリスク因子はリンパ節被膜外浸潤陽性と顕微鏡的断端陽性であり，頸部郭清術のアジュバント治療としての化学放射線療法は被膜外浸潤陽性に有用と考えられる[57]．

本邦において行われた口腔咽喉頭進行扁平上皮癌を対象としたUFTとS1の根治治療後のアジュバント療法の無作為比較試験では全生存率においてS1群が有意に良好であった[58]．このことから，進行頭頸部扁平上皮癌の頸部郭清術後のアジュバント治療としてS1の内服治療も考慮されるべきである．

7章

全頸部郭清術

　全頸部郭清術は一側の全頸部リンパ組織を網羅的に切除する頸部郭清術（Comprehensive neck dissection）である．今日，全頸部郭清が適用されるのは，通常臨床的に頸部リンパ節転移が明らかな症例である（図 7-1）．

　切除される非リンパ組織（内頸静脈（V），副神経（N），胸鎖乳突筋（M））により，ND（SJP/VNM）いわゆる根治的頸部郭清術からND（SJP），ND（SJP/VM），ND（SJP/M）の根治的頸部郭清術変法（保存的または機能的頸部郭清術）に大きく分けられる．切離する面と縁は術式により異なるが，その郭清の手順は

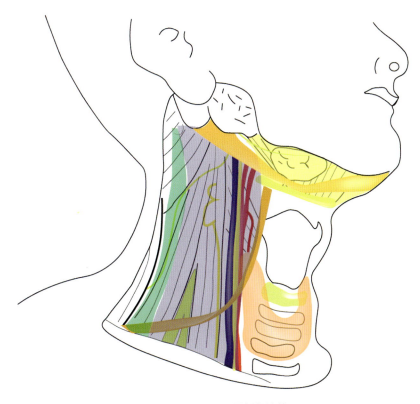

図 7-1　頸部郭清範囲

7章 全頸部郭清術

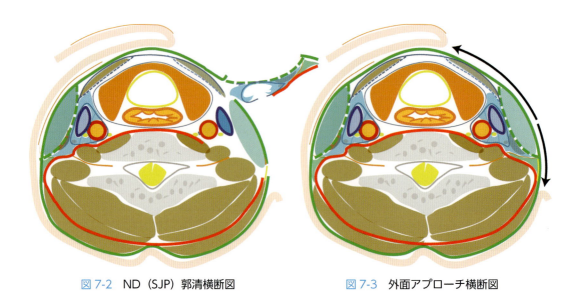

図 7-2　ND（SJP）郭清横断図　　　　図 7-3　外面アプローチ横断図

4章の頸部郭清術の概念に基づいており，基本的に同様である．

郭清は4つの面と2つの縁を順次切離するように行う．ND（SJP／VNM）の手順と要領は次のごとくである．①外面（深頸筋膜浅葉）を切離する，②上面（下顎骨下縁－乳様突起），③下面（鎖骨上縁）に続いて④後縁（僧帽筋前縁）を切離し，郭清組織を前方へ持ち上げながら⑤内面（深頸筋膜）を鋭的に切離する．頸動脈鞘を開き必要な血管，神経を残し，⑥前縁（前頸筋外側面）を切離する[59,60]．

他の非リンパ組織温存術式では，手技が多少前後するため面と縁の順にも繰り返しが起きる．また，原発巣切除を行う時は上面か前縁に原発巣が連なる．

この章では筆者が行っている頸部郭清の実際について記すが，この方法が唯一無二ということではなく，術者によりさまざまなやり方があると考える．大切なことは解剖を理解し，術前に術式のシミュレーションを行い，想定した切離線，切離面を正確に進むことである．そして，切離線に対しては術者と助手で適切なカウンタートラクションを与えることである．術者は助手に適切な指示を与え，助手は次に術者が次に何を行おうとしているかを先読みする必要がある．そのためには，術者のみならず助手も郭清術を十分に理解していることが必要である．

1　ND（SJP）頸部郭清術変法

この術式では非リンパ組織 VNM は全て温存される（図 7-2）．体位はヘッドダウンが可能な枕板を付けた手術台にて頸部を軽度進展させ，さらに頭頸部が水平になる程度に縦転位にさせて行う．手術枕にて頭部を固定し回転を防ぐ．頭部は健側に軽度回転させ，必要に応じ手術台を横転位にする．

①外面：深頸筋膜浅葉

A）皮膚切開（図 7-3）

原発部位と両側性かにより皮切が異なるが，通常は Y（T）字，J（U）字皮膚切開を行う．症例により横切開，平行横切開を行う．

皮切で大切なことは，皮膚面に垂直にメスを当てることと，カウンタートラクションを掛けて，真皮，皮下組織，広頸筋と各組織を確認しながら切開を行うことである．U（J）字皮切

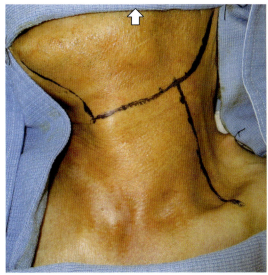

図 7-4　皮膚切開

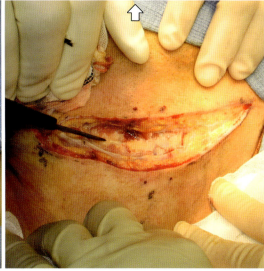

図 7-5　皮切カウンタートラクション

の縦切開で後頸三角部の縦切開ではメスが斜めに入りやすいのでメスを立てることに意識して切開を行う（図 7-4, 5）．

B）皮弁挙上

皮弁を広頸筋下で切離し挙上する．皮膚鈎で十分に牽引し，広頸筋面露出し，浅頸筋膜が切除側に付くようにこの間で剥離する．皮弁作成の範囲は上下面と前後縁が十分に確認できる範囲である．皮膚鈎は皮弁挙上の初めには皮下に掛けるが，その後に広頸筋に掛け直す．こうすることにより広頸筋面と筋膜とのカウンタートラクションが掛けやすくなる（図 7-6, 7, 8）．

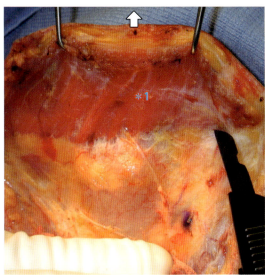

図 7-6　下顎骨下縁に向かう皮弁挙上
＊1：広頸筋

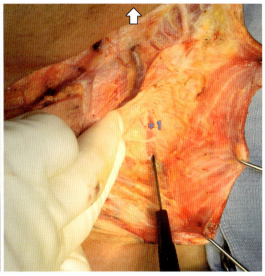

図 7-7　僧帽筋前縁の確認
＊1：僧帽筋前縁

図中 ⇧ は頭部方向を示す．

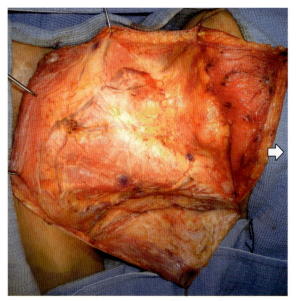

図7-8 皮弁挙上後

②上面：下顎骨下縁－顎二腹筋後腹 (図7-9)

顎下部で顔面神経下顎縁枝を確認し，これを耳下腺部まで追求する．顔面神経の確認は顔面動静脈と交差する位置で，浅頸筋膜下に透見できる糸状の組織を探すと確認しやすい．中枢側へ神経を追い求めながら耳下腺下極を切離し，頸枝を確認して切離する．多くの場合，下顎後静脈に接するように上行してゆくので，そのあたりまで同定する．下顎後静脈は浅側頭静脈と顎静脈とが合して形成される．耳下腺内を下行して，前枝と後枝に分かれる．前枝は顔面静脈と舌静脈が合流する共通幹に流入して，共通幹を介して内頸静脈に注ぐ．後枝は，後耳介静脈を受け，外頸静脈となる．外頸静脈を温存する場合にできれば下顎後静脈も温存するが，多くの場合耳下腺下極とともに切離してもよい．

次に下顎下縁で顔面動静脈を切断し，結紮糸とともに上方へ撥ね上げておく．こうすると，下顎縁枝も挙上される．下顎骨下縁に沿って，結合織を切離し，耳下腺部下極後方を切除し，顎二腹筋後腹に達する (図7-10～14，☞37～39頁)．

頤下では対側の顎二腹筋前腹を直上にてこれに直角に筋膜・結合組織・脂肪組織を切離する．下縁は舌骨上にてこれらを剝離する．舌骨直上を底辺とし患側・対側顎二腹筋前腹を二辺とする二等辺三角形の組織を郭清する．患側顎舌骨筋の方向へこの直上を郭清するが，筋体を貫く頤下動脈の枝に遭遇することがありこれを結紮切離する．顎舌骨筋辺縁に筋鈎を架けこれを牽引し，顎下腺を下方に牽引しながら，舌神経と顎下神経節，舌下腺の一部と顎下腺管を確認し舌神経を残してこれらを切離する．この直下には舌下神経が舌骨舌筋外面に接して前上方に走行するので，集簇結紮の際はこれを巻き込まないように舌下神経を確認しておく (図7-15, 16, 17，☞40, 41頁)．

顎下腺を外側に飜転して，下顎骨下縁に沿って結合織を切離し，耳下腺部下極を切除し，顎二腹筋後腹に達する．顎二腹筋後腹下縁にて顔面動脈を2重に結紮する (図7-18，☞41頁)．

胸鎖乳突筋と顎二腹筋後腹を乳様突起付着部近くまで確認しておく．顎二腹筋後腹下縁を切離しこれに筋鈎をかけ挙上し，結合組織下にあ

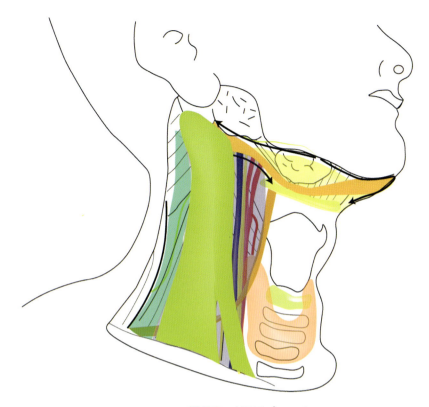

図 7-9　上面アプローチ

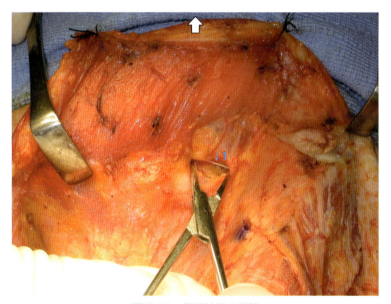

図 7-10　顔面神経の剥離
　↓1：顔面神経下顎縁枝

7章　全頸部郭清術

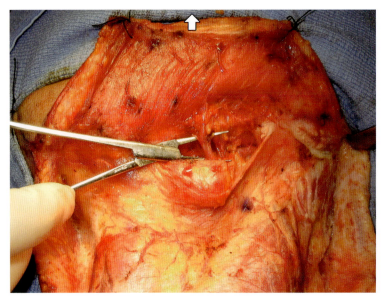

図 7-11　顔面動脈の剥離

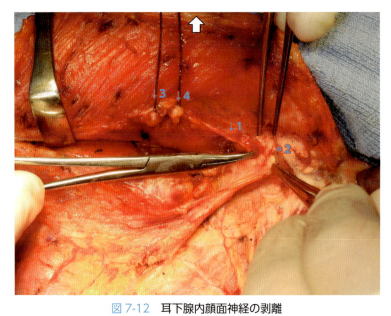

図 7-12　耳下腺内顔面神経の剥離
↓1：顔面神経下顎縁枝　＊2：耳下腺下極　↓3：顔面動脈断端　↓4：顔面静脈断端

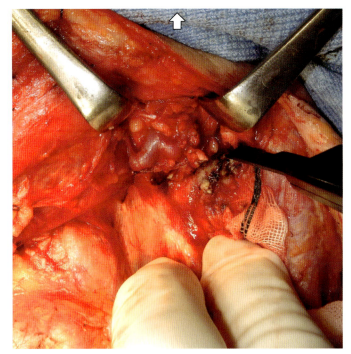

図 7-13 耳下腺部下極の切除

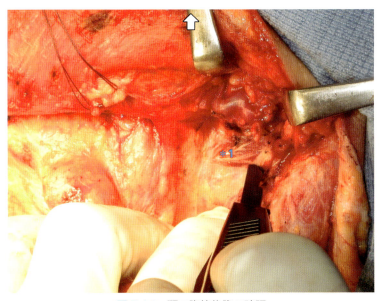

図 7-14 顎二腹筋後腹の確認
　＊1：顎二腹筋後腹

7章　全頸部郭清術

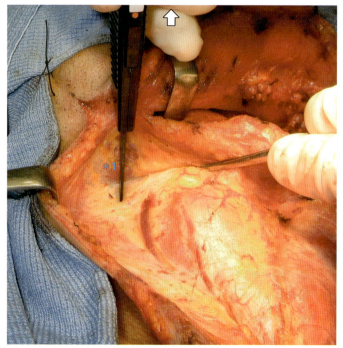

図 7-15　対側顎二腹筋前腹直上での切離
＊1：対側顎二腹筋前腹

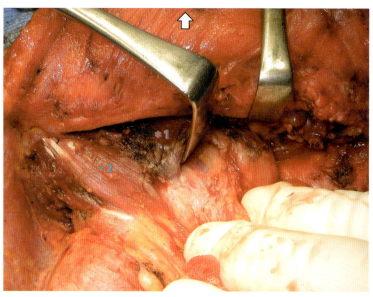

図 7-16　顎舌骨筋辺縁での筋鈎による牽引
＊1：顎舌骨筋　＊2：顎二腹筋前腹

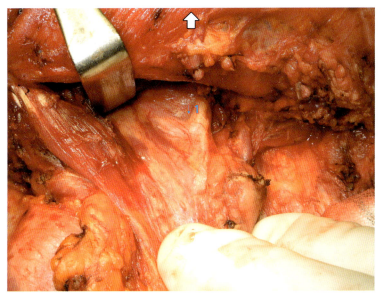

図 7-17　顎下腺を下方に牽引し舌神経と顎下神経節を確認
↓1：舌神経

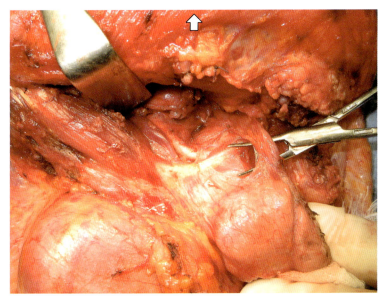

図 7-18　顔面動脈の結紮

る内頸静脈，副神経，内外頸動脈，舌下神経を確認する．副神経は通常この高さでは内頸静脈壁の前面または外側縁に沿って外下方に走るが，内頸静脈の後面を通る場合や稀ではあるがこれを貫くように走行する場合もある．この部位は転移の好発部位であり，顎二腹筋後腹と癒着するリンパ節があれば，茎突舌骨筋との間で剥離し，顎二腹筋後腹は切除側に付ける．外頸動脈の枝で後方に向かい走行する後頭動脈も確認されるが，転移リンパ節との癒着があれば合併切除をするが，なければ敢えて切除の必要はない（図 7-19, 20, 21）．

S 領域（level Ⅰ）の郭清を行わない場合は顎下腺下縁にて結合組織を切開し，舌骨から顎二腹筋後腹さらに乳様突起に至る．

③外面：胸鎖乳突筋内面（深頸筋膜浅葉内層）
（図 7-22，☞ 44 頁）

A）副神経後頸三角部

副神経の温存は後縁（僧帽筋前縁）から内面（深頸筋膜）の郭清の過程で，末梢側より中枢側に向かって行われる．後頸三角部，胸鎖乳突筋部，上内深頸部の 3 部よりなる．

副神経を同定する．筋膜下の最も浅い位置をえらびモスキートで剥離する．胸鎖乳突筋や僧帽筋の近くは神経の位置がやや深くなるのでその中間がよい．胸鎖乳突筋外側縁 1/2 やや上から僧帽筋上部外側縁中下 1/3 にかけて後頸三角を斜走するので，その位置と方向を想定し剥離同定する．筋膜下に透見されることも多い．副神経を同定しこれを上下に剥離する．神経鉤で軽く牽引しメスとモスキートで鋭的に剥離する．中枢側は一部胸鎖乳突筋内まで追求しておく．僧帽筋近くではやや深い走路となり筋の裏面に入る．やや下方にある外側鎖骨上神経も副神経とほぼ同様な層を走行するので間違えることがあるが，胸鎖乳突筋外側縁では筋内へ入らず，これに沿うようにして深層へ向かうので鑑別することができる．頸神経のいくつかが胸鎖乳突筋後縁と交差するこの部位を Erb's point（神経点）という．この部位でのポイントは一番はじめに行う副神経の同定である．その走行をイメージし，筋膜下を探すと確認できる（図 7-23, 24, 25，☞ 44, 45 頁）．

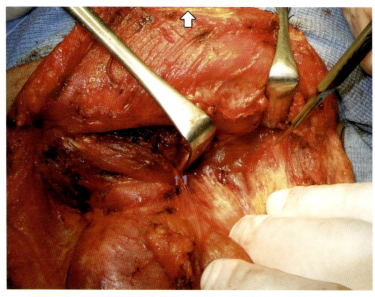

図 7-19　顎二腹筋後腹を筋鈎で牽引し内頸静脈と副神経を確認
↑1：顎二腹筋中間腱

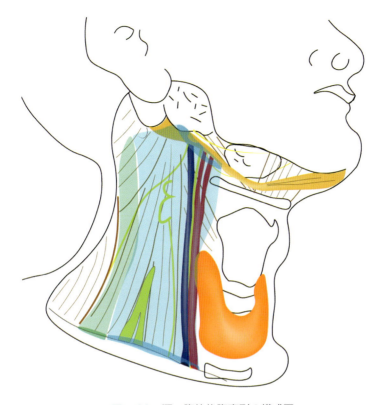

図 7-20　顎二腹筋後腹牽引の模式図

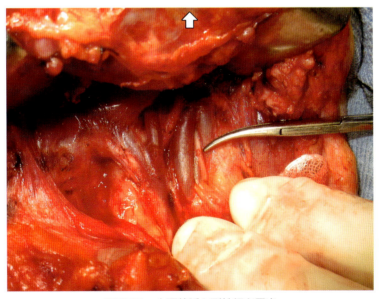

図 7-21　内頸静脈と副神経を露出

7章　全頸部郭清術

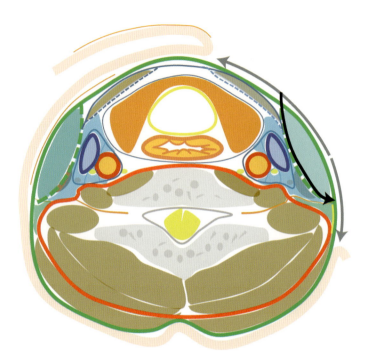

図 7-22　外面アプローチ横断図

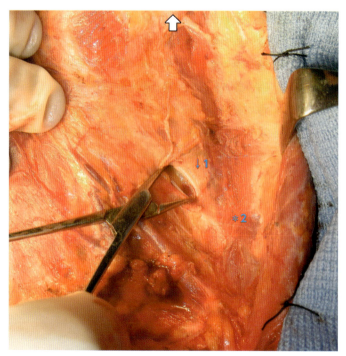

図 7-23　後頸三角部での副神経の同定
↓1：副神経僧帽筋枝　＊2：僧帽筋前縁

1 ND（SJP）頸部郭清術変法

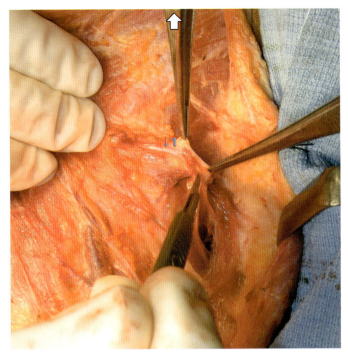

図 7-24　後頸三角部での副神経の鋭的剥離
↓1：副神経僧帽筋枝

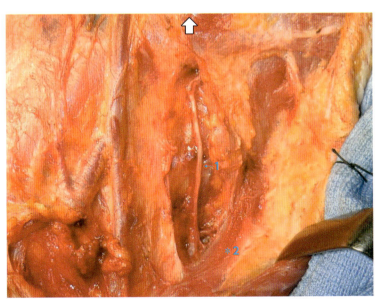

図 7-25　胸鎖乳突筋内まで剥離された副神経
←1：副神経僧帽筋枝　＊2：僧帽筋前縁

B）副神経胸鎖乳突筋部・上内深頸部

胸鎖乳突筋前縁をその起始部から付着部まで鋭的に深頸筋膜浅葉外層を切離し，胸鎖乳突筋内面の深頸筋膜浅葉内層を筋全長全幅にわたり胸鎖乳突筋後縁に至るまで剥離する．ただし胸鎖乳突筋後縁上1/3付近の切離は副神経僧帽筋枝を確認し，これを剥離してから行う（図7-26）．

胸鎖乳突筋の上中1/3のところで副神経胸鎖乳突筋枝に通常遭遇する．筋内またはその直前に胸鎖乳突筋枝を分枝する．この走行を確認し，上内深頸部の副神経上後方の組織を深頸筋より深頸筋膜深葉を付けて剥離する．副神経を剥離し，副神経の下を通して前方へ組織を郭清する．この操作は⑥内面：深頸筋膜深葉面の一部であるが，胸鎖乳突筋枝を確実に温存するために視野のよいこの場面で先に処理をしておく．さらに胸鎖乳突筋の外側縁1/2やや上から1/3を出た僧帽筋枝は筋膜下の比較的浅い走路をとり後頸三角を斜めに下行する．僧帽筋枝は必ずしも胸鎖乳突筋を貫かず，その裏面に沿って下行することもある．胸鎖乳突筋後縁で僧帽筋枝を確認しておく．頸神経と副神経の交通枝を確認できる．これによりその後の手技や選択的頸部郭清術 ND（J），ND（SJ1-2）の郭清での僧帽筋枝の損傷を避けることができる．通常はここで交通枝は切断し，僧帽筋枝をさらに剥離しておく．交通枝は選択的頸部郭清術では温存も可能である（図7-27, 28, 29）．

④下面（鎖骨上縁）（図7-30，☞ 48頁）

まず鎖骨上縁正中側で胸鎖乳突筋を筋鉤で外側に牽引し郭清組織を牽引しながらメスで一層ずつ切離していって内頸静脈を明らかにし，総頸動脈を確認する．静脈角でリンパ節鎖からの輸出管とできればリンパ本幹を確認し，さらに

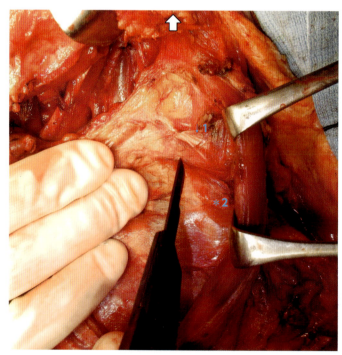

図7-26　胸鎖乳突筋内面の剥離と胸鎖乳突筋枝の確認
↓1：副神経胸鎖乳突筋枝　＊2：胸鎖乳突筋

1　ND（SJP）頸部郭清術変法

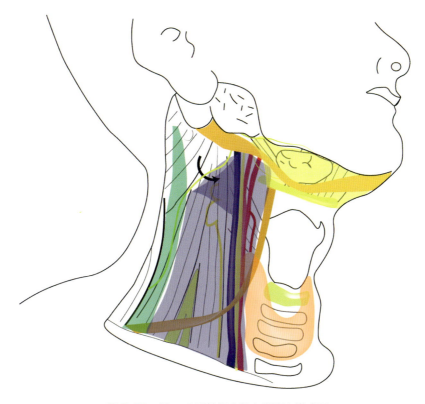

図 7-27　J1 での副神経上後方郭清の模式図

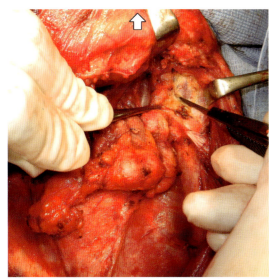

図 7-28　上内深頸部（J1）での副神経上後方の郭清の実際

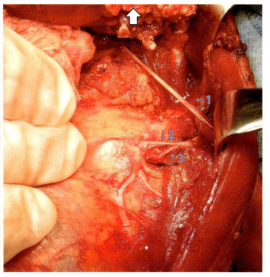

図 7-29　僧帽筋枝と交通枝の確認
←1：副神経胸鎖乳突筋枝　　↓2：交通枝
↑3：副神経僧帽筋枝

7章　全頸部郭清術

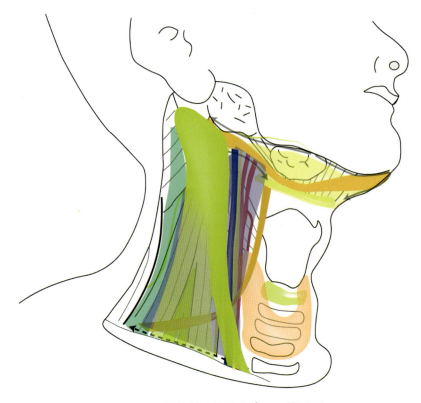

図7-30　下面アプローチ模式図

郭清組織を頭側に牽引しながら鎖骨上縁および僧帽筋下方の前縁より深頸筋深葉面および腕神経叢に向かって切り込んでゆく．

次に胸鎖乳突筋を筋鈎で内側に牽引し鎖骨上の組織を郭清する．内側，中間，外側鎖骨上神経は，通常は鎖骨上縁にて切離される．他の術式でもP領域の郭清を行う場合に通常は頸神経を温存しない．手技が煩雑であるばかりか郭清が不十分になることが危惧される．続いて肩甲舌骨筋下腹を切断すると郭清組織がよりいっそう頭側に引き上げやすくなる．深頸筋面および腕神経叢上の剥離を頭側に進めると，横隔神経が明らかになり，郭清組織の中に持ち上がった頸横動脈がループ状に見えてくるので，切断する必要がなければこれを温存する．ただし，深頸筋膜深葉の郭清がやや不十分になる．可能な限り深頸筋面からの剥離を頭側へ進めておく．この操作は⑤内面の操作の一部になる訳であるが，鎖骨上縁（下面）付近の内面の切離は後方から行うより，体軸方向に下方から上方に組織を牽引して行うほうがカウンタートラクションを架けやすく操作しやすい．これは上面にても同様な点である（図7-31〜36，☞ 49〜51頁）．

静脈角にてリンパ本幹とリンパ節鎖からの輸出管を処理するが，横隔神経を確認しその損傷を防ぐ．リンパ本幹は近くに明らかなリンパ節転移がないか，走行のバリエーションによっては温存してもよいが，リンパ本幹に入るリンパ節鎖輸出管の丁寧な結紮が必要である（図7-37, 38，☞ 51, 52頁）．

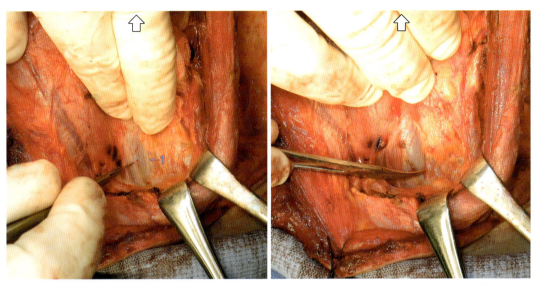

図 7-31　内頸静脈の確認
←1：内頸静脈

図 7-32　静脈角でのリンパ管の確認

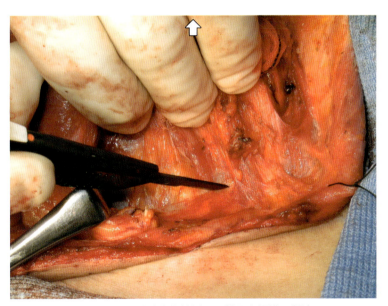

図 7-33　胸鎖乳突筋外側での鎖骨上組織の郭清

7章　全頸部郭清術

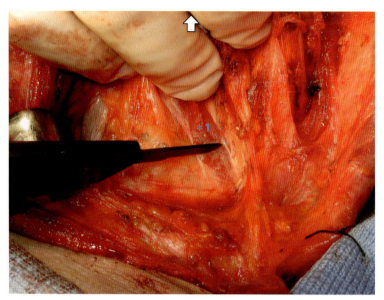

図7-34　肩甲舌骨筋下腹の切断
＊1：肩甲舌骨筋下腹

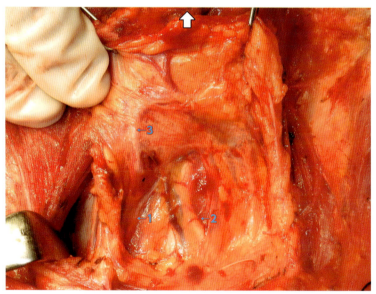

図7-35　横隔神経と腕神経叢，さらに郭清組織中のループ状の頸横動脈
←1：横隔神経　←2：腕神経叢　←3：頸横動脈

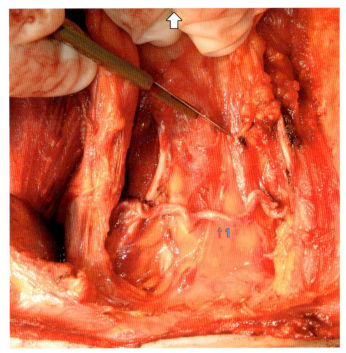

図 7-36　頸横動脈の温存と頭側への郭清
↑1：頸横動脈

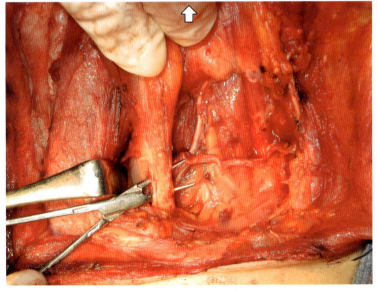

図 7-37　静脈角でのリンパ管の処理

7章　全頸部郭清術

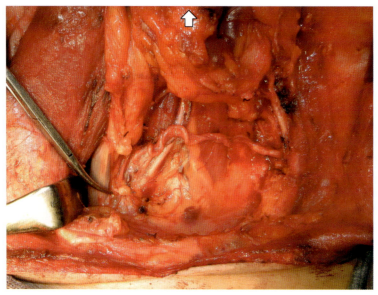

図7-38　結紮切離後の状態

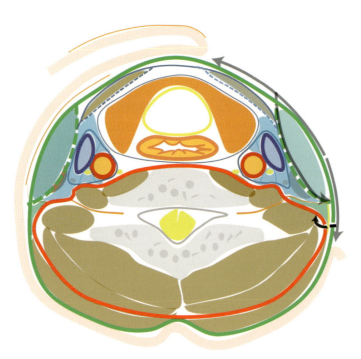

図7-39　後縁アプローチ横断図

⑤後縁：僧帽筋前縁

　僧帽筋前縁中下部にて頸部深層筋（肩甲挙筋，後斜角筋）に向かい，鋭的に切離する．副神経僧帽筋枝が僧帽筋に入るところではこれを損傷しないようにする．上方1/3では僧帽筋前縁より少し離れ，胸鎖乳突筋の乳様突起（お

52

よび後頭骨）停止部の後端に向かい，頭長筋の上の結合織を切離する（図 7-39, 40）.

⑥内面：深頸筋膜深葉面

筋鈎にて胸鎖乳突筋を内側前方に牽引し，深頸筋膜深葉面にて郭清組織を前方へ切離する．通常は胸鎖乳突筋を牽引することにより副神経も持ち上がる．状況により，副神経僧帽筋枝の損傷を避けるために，これを神経鈎等にて持ち上げ温存する．さらに僧帽筋枝が胸鎖乳突筋後縁を通る近傍では，内側面からもその位置を確認し損傷を防ぐ（図 7-41〜45）.

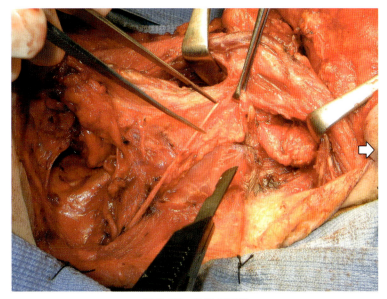

図 7-40　後縁の切離

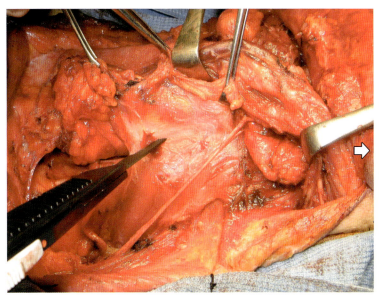

図 7-41　胸鎖乳突筋を内側に牽引し深頸筋膜深葉面の切離

7章　全頸部郭清術

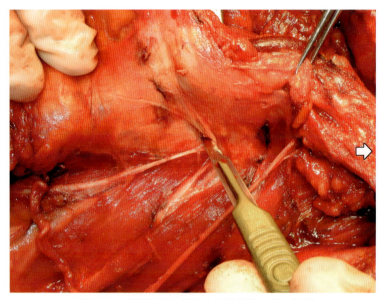

図7-42　横隔神経の温存と頸神経叢一部の切離

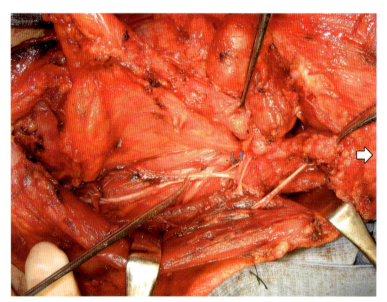

図7-43　胸鎖乳突筋を外側に牽引し頸神経交通枝等を切離するところ
　↓1：頸神経との交通枝

1 ND（SJP）頸部郭清術変法

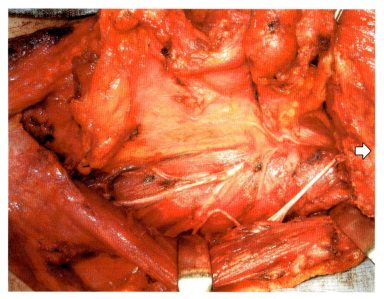

図 7-44　深頸筋深葉の切離を進めたところ

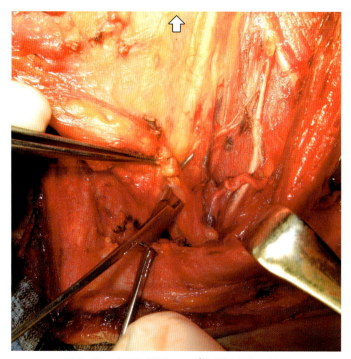

図 7-45　内深頸静脈リンパ節群輸出管の処理

A) **頸動脈鞘**：筋鈎にて胸鎖乳突筋を外側に牽引し郭清組織を胸鎖乳突筋の後縁から内側に移動させる．郭清組織を前方へ持ち上げ深頸筋膜面で鋭的に切離する．肩甲挙筋，頭長筋，後斜角筋，腕神経叢，前・中斜角筋上を切離していくと，C2-C4頸神経叢に当たる．これらの神経を確認し，さらに横隔神経の出る位置を確認しながらこれを剥離する．他の頸神経は鋭的に切離する．甲状頸動脈を確認し，頸横動脈を結紮切断する．頸横動脈を再建に用いる例ではこれを温存する．

B) **頸動脈鞘の切開**：助手が頸動脈鞘を上方に牽引した状態で，左側より右側へメスを用いて迷走神経の高さでこれに沿い鋭的に頸動脈鞘を開く．迷走神経を左手の鑷子を用いて軽く牽引しこれを全長にわたり，鋭的に剥離し鞘内より取り出す．次に内頸静脈の剥離に移る．助手は内頸静脈固有の鞘を鑷子と鉗子を用いて上方に牽引する．術者は同様に鑷子を持って静脈の対側端の結合組織を把持して下方に牽引してカウンタートラクションを架ける．術者は右手に持ったメスを軽く内頸静脈壁に直角に当て中央で鞘を切離する．静脈壁は鞘から弾けるように盛り上がる．さらに切離された鞘を助手は持ち直し，術者は壁の上端を軽いタッチのメスで切離する．ここで内頸静脈から出る分枝に遭遇するが，メスを止めモスキート鉗子を用いて確実に結紮切離する．術者と助手はそれぞれの鑷子を移動させ常にカウンタートラクションを保ちつつ，内頸静脈全周の遊離を行う．総頸動脈，内外頸動脈を鋭的に同様にメスで剥離する．助手はこの際も頸動脈固有の鞘を鑷子または鉗子にて牽引し切離する面に対しカウンタートラクションを架ける．交感神経付近を除いて，頸動脈ほぼ全周の鞘を剥離するが上甲状腺動脈などの枝に注意する．特に上甲状腺動脈はメスの動きに対して直角または鋭角に分枝するので外頸動脈の枝の中では最も損傷を受けやすい．最後に交感神経を確認し，これに沿い鋭的に切離する．内頸静脈の鋭的剥離で予期せぬ出血の際にはいきなり鉗子は用いず，まず指にて圧迫止血

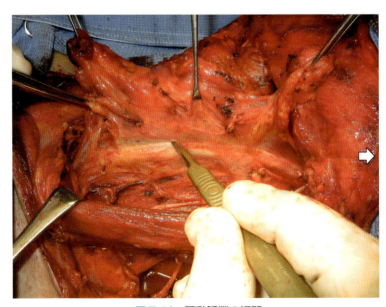

図7-46　頸動脈鞘の切開

する．徐々に指をずらして出血点を明らかにし，枝からの出血か壁の損傷かを見極める．出血点が枝であればモスキート鉗子にてこれを把持し結紮する．血管壁の損傷では血管鉗子を用意して出血部を含む静脈壁を把持し，損傷部の位置と大きさを確認し丸針 5-0 ポリプロピレン糸を用いて連続縫合で往復して閉鎖する（図 7-46〜53，☞ 56〜60 頁）．

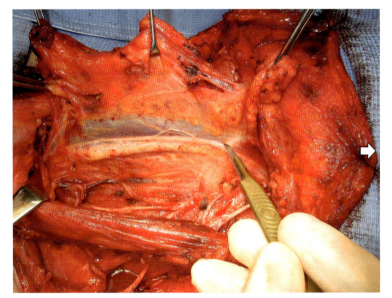

図 7-47　頸動脈鞘の切開を進めたところ

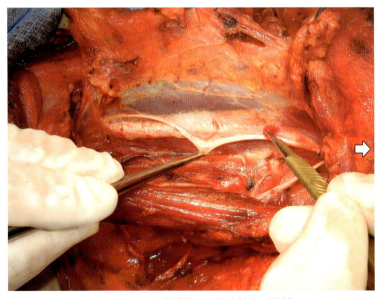

図 7-48　頸動脈鞘から迷走神経の遊離

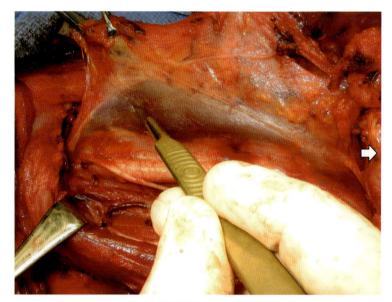

図7-49 内頸静脈上の頸動脈鞘切開

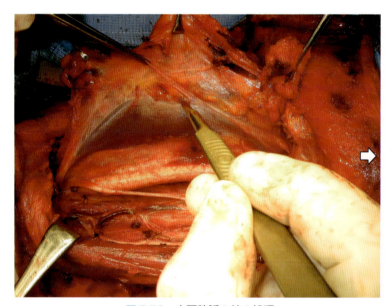

図7-50 内頸静脈の枝の処理

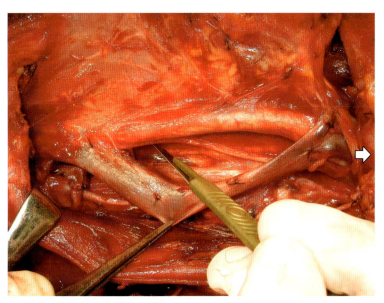

図 7-51　頸動脈鞘から内頸静脈の遊離

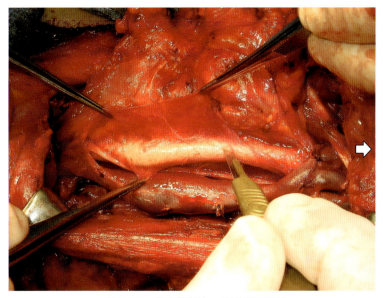

図 7-52　総頸動脈上の頸動脈鞘切開

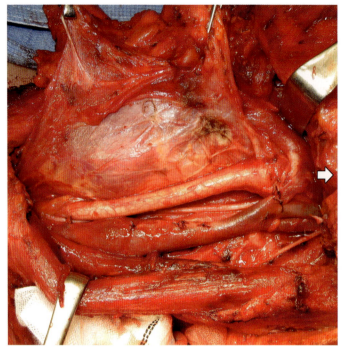

図 7-53　頸動脈鞘郭清後

⑦前縁：前頸筋外側縁（図 7-54）

　頸動脈鞘の郭清が終わると前頸筋と甲状腺外側に剥離された頸動脈鞘が残る．これを郭清組織ごと腹側に牽引しながら前頸筋面で剥離を行い，上甲状腺動脈周囲に至る．上甲状腺動静脈から郭清組織への分枝が出るのでその枝を確実に結紮切離し，上甲状腺動脈を温存するようにしておく．上甲状腺動脈の周囲を筋膜も含めて郭清する．外面に戻り前頸筋外側縁に沿って深頸筋膜浅葉と中葉を切離する．郭清組織の肩甲舌骨筋上腹が舌骨に付着するのみとなるのでこれを切断する．舌下神経から下行する枝（頸神経ワナ上根）は切除される場合が多いが，甲状腺癌の手術で反回神経の再建が予測される場合は温存しておく（図 7-55～60，☞ 61～63 頁）．

1　ND（SJP）頸部郭清術変法

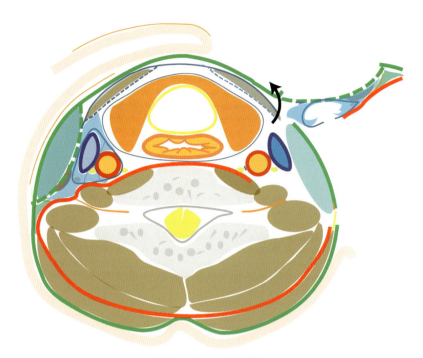

図 7-54　前縁アプローチ横断図

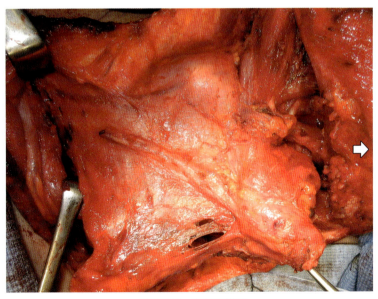

図 7-55　前縁の処理

7章　全頸部郭清術

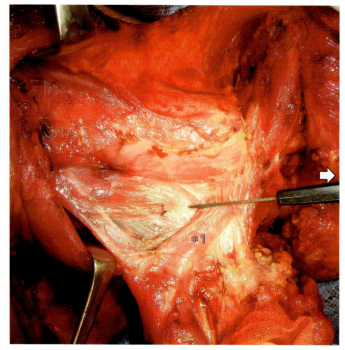

図 7-56　肩甲舌骨筋上腹の切離
＊1：肩甲舌骨筋上腹

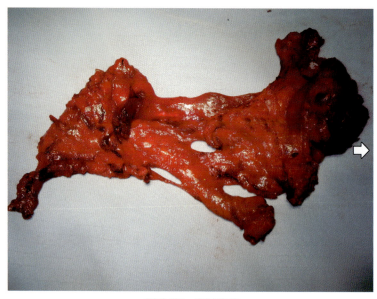

図 7-57　郭清組織

1 ND（SJP）頸部郭清術変法

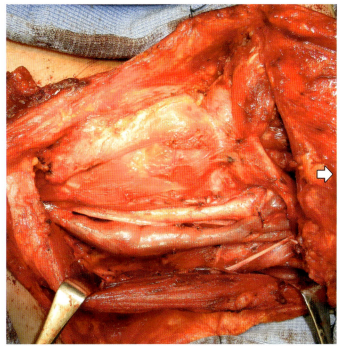

図 7-58　郭清術後（胸鎖乳突筋を外側に牽引）

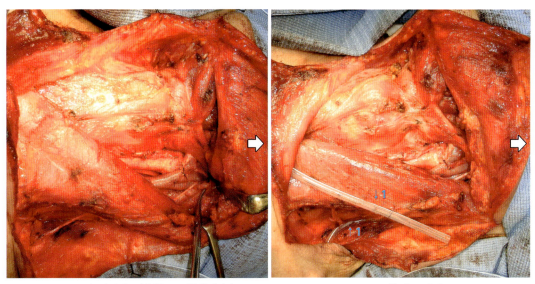

図 7-59　郭清術後（上端：環椎横突起）　　　図 7-60　閉鎖式吸引ドレーン
　　　　　　　　　　　　　　　　　　　　　　↓↑1：ドレーン

7章　全頸部郭清術

2 ND（SJP／VNM）（根治的頸部郭清術）

　Radical neck dissection であり，頸部郭清術の基本的かつ最大の術式である．もちろん，さらにその拡大術式もあるが応用である．かつては N＋例にはその程度を問わずこの術式を行った．機能温存術式を行う場合には，その根治性とともに倫理性も問われることもあった．今日は逆に限られた症例に適応され，逆にこの術式を行うことに倫理性が問題とされることもある．これらは一重に VNM による．胸鎖乳突筋の切除では形態的問題は起こるとしても機能的障害は少ない．副神経の切除では 1）肩関節痛，2）肩関節の外転制限，3）肩関節の下垂などの，いわゆる shoulder syndrome [61)]をきたす．したがって，神経温存が望ましいが，切除が避けがたい場合には神経再建が有用であると報告されている [62)]．内頸静脈であるが，これは一側の切除では障害をきたすことは少ない．問題となるのは両側同時切除の場合である．きわめて高度な顔面浮腫，眼球突出，脳圧亢進から失明や脳出血に至ることがある．これは頸部郭清術が普及し始めた頃からの課題であり，Bocca [15)] や岩本 [2)] は 2〜3 週の間隔を空けた二期的な手術を推奨していた．

　内頸静脈両側同時切除は今日まったく薦められない術式である．化学放射線治療の適応を検討するかそれとも二期的に切除するか，たとえ行うとしても術前の十分な説明と静脈再建が必要である．

　転移リンパ節の被膜外浸潤が強く広い症例では，やはり必要となる術式であり，適応を十分に検討し行う．

　では，具体的な症例で手術の手順について説明する（図 7-61）．

①外面：深頸筋膜浅葉

　第 1 節 ND（SJP）①外面：深頸筋膜浅葉と同様の手順である．

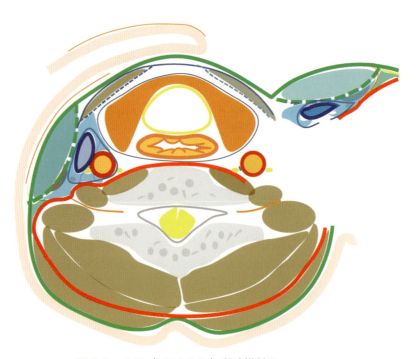

図 7-61　ND（SJP／VNM）郭清横断図

②上面：下顎骨下縁－顎二腹筋後腹

第1節 ND（SJP）②上面：下顎骨下縁－顎二腹筋後腹と同様の手順である（図7-62）．

③下面：鎖骨上縁（図7-63）

鎖骨上縁を切離する．正中側で胸鎖乳突筋の鎖骨付着部と胸骨付着部を切離する．筋肉の切離にはエナジーデバイスを用いることが多いが，胸鎖乳突筋では胸骨付着部の正中側は腱になっていることが多く，この部の切離には剛刃メスがよく出血もない．次に胸鎖乳突筋の下部と後方の筋膜・脂肪結合織を左手で牽引し，鋭的に郭清する．肩甲舌骨筋は鎖骨と交差するレベルで切離する．脂肪結合織は上方に移動し，腕神経叢が明らかとなる．正中側では内頸静脈上の線維結合織，すなわち頸動脈鞘をメスにて切離し明らかにした後，モスキートにてこれを剥離し，糸を掛けておく．ここで必ず迷走神経と総頸動脈を確認しておく．腕神経叢上にてこれを損傷しないよう注意しながら，深頸筋膜深葉面を頭側へ切離して横隔神経と甲状頸動脈を確認する．リンパ節浸潤がなく頸横動脈を再建に用いる場合には，甲状頸動脈と頸横動脈は剥離して温存する．近傍にリンパ節転移を認める場合は末梢の頸横動脈を後縁近くにて切離する．この後，静脈角にてリンパ本幹とリンパ管を処理する（図7-64, 65, 66，☞ 66, 67頁）．

④後縁：僧帽筋前縁（図7-67, 68，☞ 67, 68頁）

僧帽筋前縁中下部にて頸部深層筋（肩甲挙筋，後斜角筋）に向かい，深頸筋膜浅葉と深葉を鋭的に切離する．下方では副神経をこのレベルで切断する．上方1/3では僧帽筋前縁より少し離れ，胸鎖乳突筋の乳様突起付着部の後端に向かい，頭長筋の上の線維結合織を切離する．深頸筋膜深葉面にて郭清組織を前方へ切離する．胸鎖乳突筋乳様突起付着部近傍では頭長筋との境がわかるように胸鎖乳突筋内側面を剥

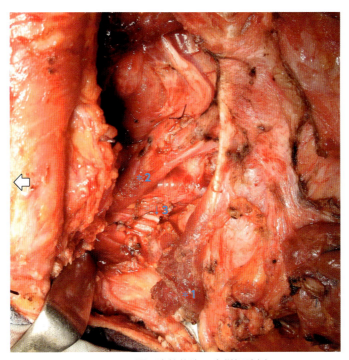

図7-62　顎二腹筋後腹の合併切除例
＊1：顎二腹筋後腹切除断端　＊2：茎突舌骨筋　↓3：副神経

7章　全頸部郭清術

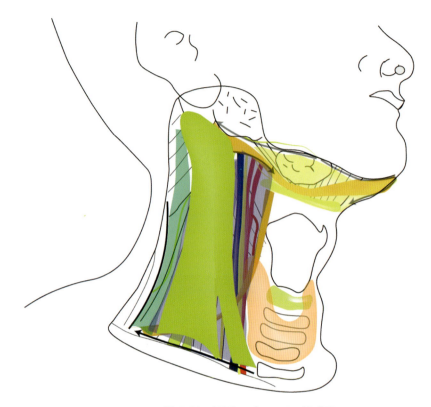

図7-63　下面アプローチの模式図

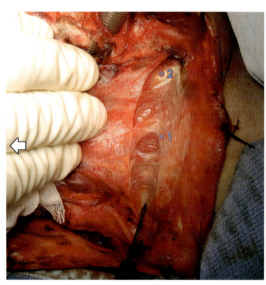

図7-64　鎖骨上縁での胸鎖乳突筋の切離
＊1：胸鎖乳突筋鎖骨起始部　＊2：胸骨起始部

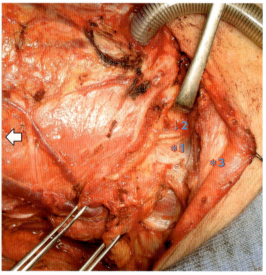

図7-65　総頸動脈と迷走神経の確認
＊1：内頸静脈　↓2：迷走神経　＊3：鎖骨

2 ND（SJP／VNM）（根治的頸部郭清術）

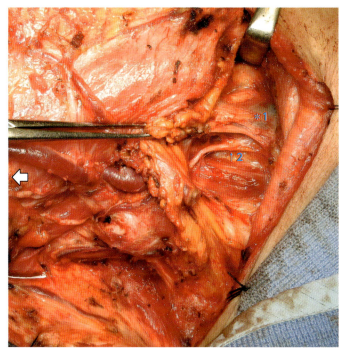

図 7-66　内頸静脈周囲結合織の鋭的切離
＊1：内頸静脈　↑2：横隔神経

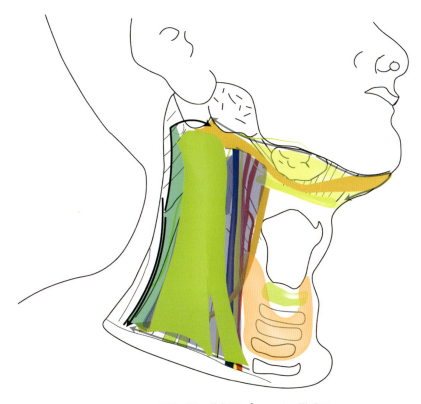

図 7-67　後縁アプローチの模式図

7章　全頸部郭清術

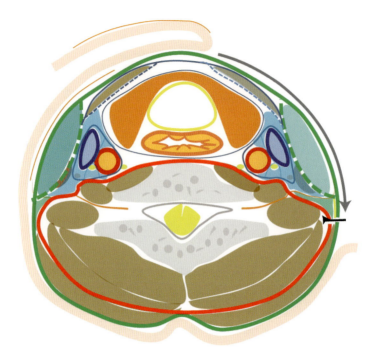

図7-68　後縁アプローチ横断図

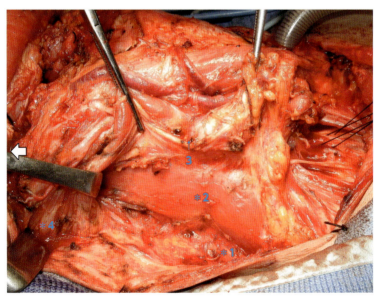

図7-69　後縁から内面の切離
＊1：僧帽筋　＊2：肩甲挙筋　↑3：副神経断端　＊4：胸鎖乳突筋停止部近傍

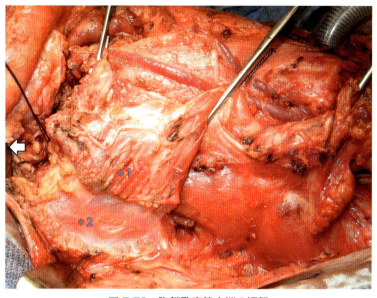

図 7-70　胸鎖乳突筋上端の切離
＊1：胸鎖乳突筋断端　＊2：頭板状筋

離しておく．胸鎖乳突筋を乳様突起付着部近くにて切断する．これは後方からでも前方からでもどちらかでも可能である．転移リンパ節の癒着浸潤があれば顎二腹筋後腹も切断する．胸鎖乳突筋上端を切断すると上縁の視野がよくなる（図 7-69, 70）．

⑤内面：深頸筋膜深葉面（図 7-71）

　まず，顎二腹筋後腹下にて先ほど確認した内頸静脈周囲の線維結合織（頸動脈鞘）をメスにて切離し，壁をより明らかにし，余分な結合織を付けないようにして周囲をモスキートで鉗子を用いて剥離する．剥離は静脈壁の損傷に注意し丁寧に行う．先に上面の処理にて確認しておいた副神経を切離し，内頸静脈を2重結紮の後切断する．下縁にて糸を掛けておいた内頸静脈下端を同様に処理する．内頸静脈の上下端の処理は，通常は刺通結紮の上に2重に結紮する．両端はリンパ節転移の好発部位であり，このリンパ節転移のため内頸静脈の処理に余裕がないこともある．特に下端ではファイティングなどで胸腔内圧続いて静脈圧が上昇し，1重結紮では糸が脱落し多量出血に至ることがある．断端に2重結紮を行う余裕がない場合は，血管鉗子を用いて鎖骨下静脈の一部とともに静脈断端を把持し，断端を丸針5-0 ポリプロピレン糸を用いて連続縫合で往復して閉鎖する（図 7-72, 73, 74）．

　郭清組織を後縁から前方へ持ち上げ深頸筋膜面で鋭的に切離する．肩甲挙筋，頭長筋，後斜角筋，腕神経叢，前・中斜角筋上を切離していくと，C2-C4頸神経叢に当たる．これらの神経を確認し，さらに横隔神経の出る位置を確認しながらこれを剥離する．他の頸神経は鋭的に切離する．甲状頸動脈を確認し，すでに末梢では結紮した頸横動脈が分枝したところでこれを結紮切断する．頸横動脈を再建に用いる例ではこれを温存する（図 7-75，☞ 71頁）．

　助手が頸動脈鞘を上方に牽引した状態で，左側より右側へメスを用いて迷走神経の高さでこれに沿い鋭的に頸動脈鞘を開く．内頸静脈はすでに上下端を切断し遊離されているので，迷走

7章　全頸部郭清術

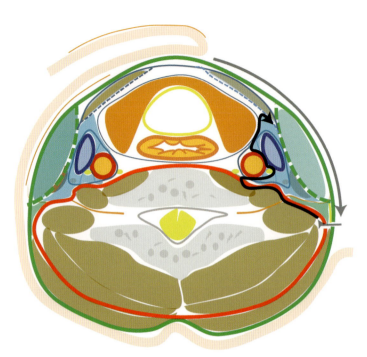

図 7-71　内面アプローチ横断図

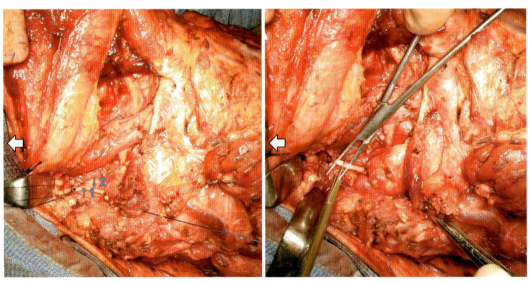

図 7-72　内頸静脈上端の切離
（刺通結紮の上で2重に結紮）
↑1：内頸静脈断端　↓2：副神経

図 7-73　副神経上端の切離

2 ND（SJP/VNM）（根治的頸部郭清術）

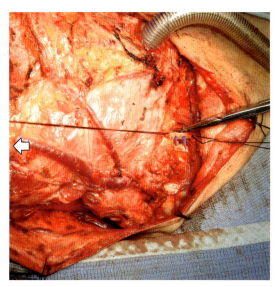

図 7-74　内頸静脈下端の結紮
　　　　（刺通結紮の上で 2 重に結紮）
↑1：内頸静脈刺通結紮

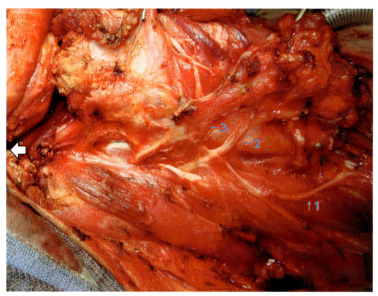

図 7-75　頸神経叢を明らかにし横隔神経の走行を確認
↑1：横隔神経　←2：鎖骨上神経　←3：頸横神経

神経を全長にわたり，鋭的に剥離し，鞘内より取り出す．次に総頸動脈，内外頸動脈を鋭的に同様にメスで剥離する．頸動脈ほぼ全周の鞘を剥離するが，上甲状腺動脈などの枝に注意する（図 7-76, 77）．

⑥前縁：前頸筋外側縁

前頸筋外側縁にて筋膜と肩甲舌骨筋を切離する．原発部位に連続するのであればこの操作は省略される．

7章　全頸部郭清術

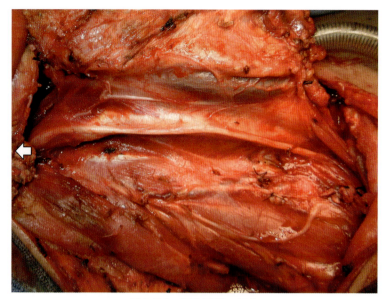

図 7-76　頸動脈鞘の郭清

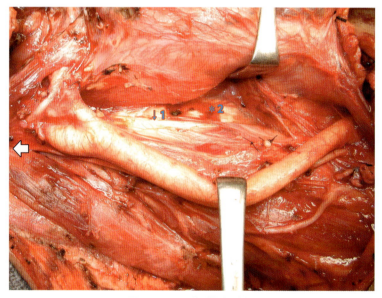

図 7-77　頸動脈鞘郭清後
↓1：交感神経幹　＊2：椎前部

3 ND(SJP/VM)とND(SJP/M)

これらの郭清術では副神経またはこれと内頸静脈を温存する．術式の基本はND（SJP）とND（SJP/VNM）の応用である．副神経を頸部全長にわたり遊離する手技が必要である．

この場合，外面と内面の2方向からのアプローチが可能である[63]．

外面からのアプローチでは副神経に沿って胸鎖乳突筋を斜めに後方1/2より前方上1/3にかけて切離しながら神経を剥離する．胸鎖乳突筋枝は切離する．神経は胸鎖乳突筋を貫くというよりその下縁を進み，この途中で胸鎖乳突筋枝を筋内へ分枝する．

内面からのアプローチとは深頸筋膜深葉面側からの剥離である．後方より前方にかけて挙上した郭清組織の脂肪識とリンパ組織を深頸筋膜面側から神経に沿って切離する．リンパ節を切開する危険があり転移が疑われる場合には，このアプローチは避けるべきである．副神経は胸鎖乳突筋の深部を通るので内面からのアプローチが近道であるが，郭清組織にメスが入るので，外面からのアプローチが望ましい．

この部位でのポイントは胸鎖乳突筋内の副神経を剥離する時にできるだけ神経に沿って操作することである（図 7-78）．

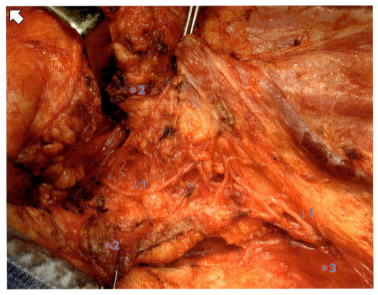

図 7-78　副神経遊離のための外面からのアプローチ
↓1：副神経　＊2：胸鎖乳突筋　＊3：僧帽筋前縁

8章

選択的頸部郭清術

　選択的頸部郭清術としてND（SJ1-2）（通称：Supraomohyoid neck dissection）とND（J）（Jugular neck dissection）が代表的術式である．それぞれ口腔と咽喉頭癌の予防的郭清の術式として用いられる．この術式では胸鎖乳突筋，内頸静脈，副神経の3組織はすべて温存される．その他の術式でも後頸三角（P）領域を郭清しない術式では副神経は必ず温存される．胸鎖乳突筋が切除される術式ではJP領域の郭清が含まれる．内頸静脈は選択的頸部郭清術に含まれる術式の多くで温存されるが，転移の状況による．ND（JP/VNM）のような術式の例もある[64-66]．

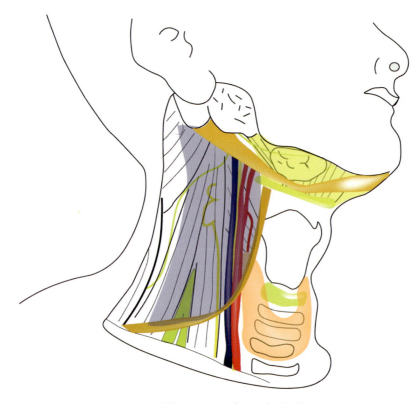

図8-1　ND（SJ1-2）郭清範囲

1 ND（SJ1-2）

①外面：深頸筋膜浅葉（図 8-1, 2）

基本的な術式は7章1 ND（SJP）と同様の手順である．

A）皮膚切開

通常，上部横切開か頤下に縦切開を加えた複合切開で行う．複合切開でY（T）字皮膚切開を行うことがあるが，ND（SJP）と異なりJ3領域の郭清を要しないため，縦の皮切は短くてよい（図 8-3）．

B）皮弁挙上

皮膚鈎を皮膚縁に架け左手でカウンタートラクションを加えて，広頸筋面で挙上する．ある程度挙上したところで，皮膚鈎を広頸筋に架け直すとカウンタートラクションが切開線により効果的に加わる（図 8-4, 5）．

郭清範囲に応じた皮弁の挙上が必要であるが，多くの操作が胸鎖乳突筋の内側で行われるため，胸鎖乳突筋の外面から後頸三角部の剥離は必要ない．胸鎖乳突筋およびその前縁に添い胸骨付着部近くまで下方に，正中側は前頸筋上の皮弁を挙上する．要するに胸鎖乳突筋を底辺として前頸筋白線と下顎骨下縁を辺とする直角二等辺三角形状に皮弁の挙上を行う（図 8-6）．

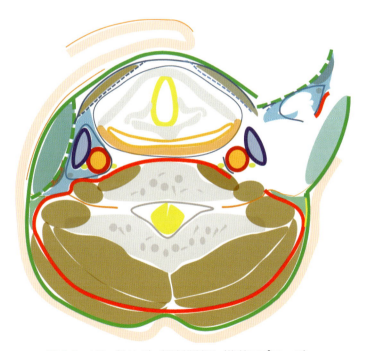

図 8-2　ND（SJ1-2）郭清横断図（後前アプローチ）

8章　選択的頸部郭清術

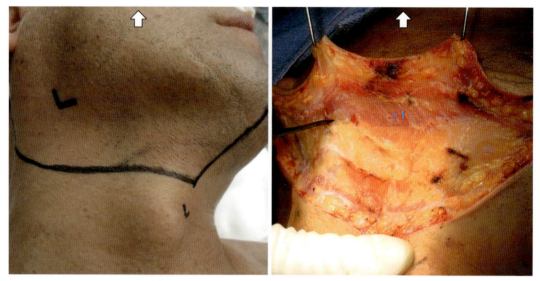

図 8-3　皮膚切開

図 8-4　皮弁挙上
＊1：広頸筋

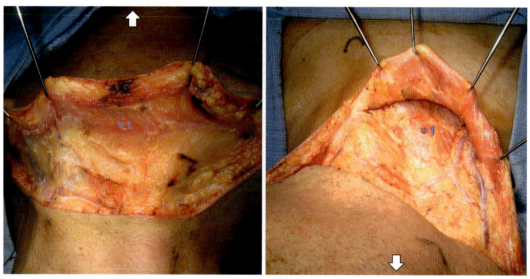

図 8-5　皮弁挙上（皮膚鉤を広頸筋に架け直す）
＊1：広頸筋

図 8-6　下方への皮弁挙上
＊1：胸鎖乳突筋

図中 ⇧ は頭部方向を示す．

②上面:下顎骨下縁-顎二腹筋後腹

7章1 ND (SJP) と同様の手順である.

顔面神経下顎縁枝を耳下腺内に追求するが,この途中で頸枝を確認できればこれを結紮切離し中枢端の糸を上方に翻転する.顔面動静脈末梢端の結紮枝とともに下顎縁枝を挙上すると損傷をより避けることができる.頸枝の枝は,頸横神経の枝と交通するが,これの切離による機能障害は少ない.顔面神経の枝で唯一切離可能な枝である(図8-7〜11).

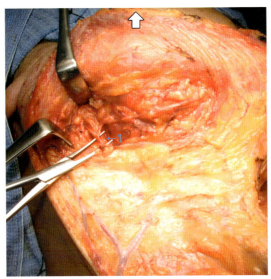

図8-7 顔面神経頸枝の確認
←1:顔面神経頸枝

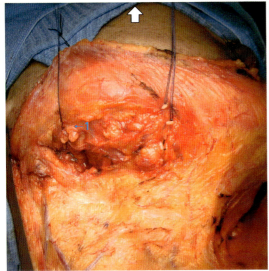

図8-8 顔面神経下顎縁枝の挙上
←1:顔面神経頸枝断端

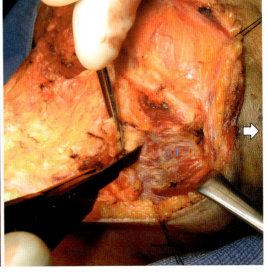

図8-9 舌骨上筋群上での郭清
*1:舌骨上筋

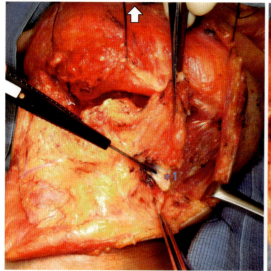 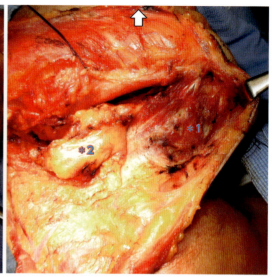

図8-10　頤下三角底辺の切離
＊1：舌骨

図8-11　頤下郭清後
＊1：舌骨上筋　＊2：顎下腺

　頤下の郭清はすでに述べたように舌骨直上を底辺とし患側・対側顎二腹筋前腹を二辺とする二等辺三角形の組織を郭清する．対側顎二腹筋前腹上の辺から切離をはじめ，舌骨上筋群上を患側に向かい郭清し，次に舌骨を触診にて確認しこの直上にてリンパ結合組織を患側方向へ舌骨大角端まで切離する．患側の顎二腹筋前腹上の辺は切離することなく，顎下部郭清組織に連続させる．舌骨上筋群上の切離は患側顎二腹筋前腹を超えて顎舌骨筋端まで行う．

　顎舌骨筋端に筋鈎を架けこれを牽引し，顎下腺を下方に牽引しながら，舌神経と顎下神経節，舌下腺の一部と顎下腺管を確認し舌神経を残してこれらを切離する．通常は先ず顎下神経節をモスキート鉗子で剥離し舌神経を損傷しないように挟み切離する．顎下腺をさらに下方に牽引して舌下腺の一部と顎下腺管を切離する．顎下腺を含む顎下頤下郭清組織は顎二腹筋の下方に牽引が可能となるので，顎二腹筋後腹を横断する顔面動脈をその下縁にて二重に結紮する．

③外面：胸鎖乳突筋内面（深頸筋膜浅葉内層）(図8-12)

胸鎖乳突筋前縁をその起始部から下1/3（肩甲舌骨筋上腹との交差）まで鋭的に深頸筋膜浅葉外層を切離し，胸鎖乳突筋内面の深頸筋膜浅葉内層に入り全幅にわたり肩甲舌骨筋上を剥離する．副神経周囲の処理は7章1 ND（SJP）③外面：胸鎖乳突筋内面（深頸筋膜浅葉内層），B）副神経胸鎖乳突筋部・上内深頸部で述べた手技と同様に行い，さらに胸鎖乳突筋後縁で僧帽筋枝および頸神経と副神経との交通枝（筋枝）を確認しこれらを剥離する．つまり，環椎横突起を上端として胸鎖乳突筋後縁から内面に架けて副神経まで三角の郭清組織の切離を行う．副神経2枝を確認する．この操作は⑤後縁と⑥内面の手技の一部であるが，視野の確保ができている時に一連の操作として先に行っておく（図8-13〜23，☞80〜82頁）．

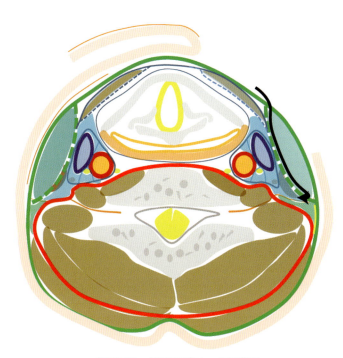

図8-12　外面アプローチ横断図

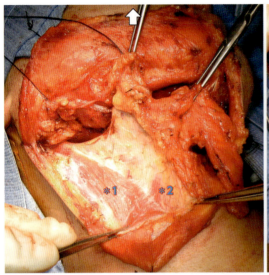
図 8-13　肩甲舌骨筋上腹までの胸鎖乳突筋前縁の切離
＊1：胸鎖乳突筋　＊2：肩甲舌骨筋上腹

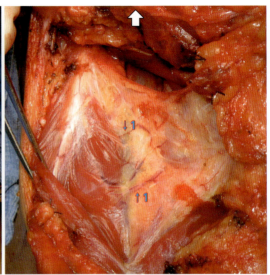
図 8-14　胸鎖乳突筋栄養血管
↓↑1：胸鎖乳突筋栄養血管

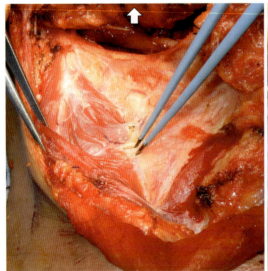
図 8-15　先行止血

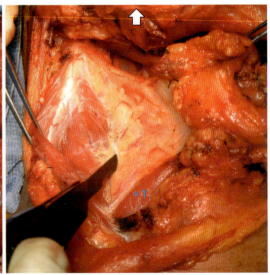
図 8-16　胸鎖乳突筋内面（深頸筋膜浅葉内層）の切離
＊1：肩甲舌骨筋上腹

　胸鎖乳突筋内面の剝離を進めていくと，筋中部後方 2/3 辺りで複数の栄養血管に遭遇する．筋の栄養血管は通常後頭動脈と上甲状腺動脈の枝である胸鎖乳突筋枝から供給される．バイポーラー型高周波止血鑷子で先行止血を行い，鋭的に切離する．または高周波止血鉗子にて切離する（図 8-15）．

　胸鎖乳突筋内面の栄養血管を凝固切離し，内面の切離を進めると上 1/3 付近で副神経僧帽筋枝に遭遇する（図 8-16, 17）．

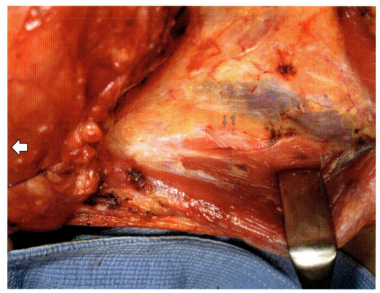

図 8-17 副神経胸鎖乳突筋枝の確認
↓1：副神経胸鎖乳突筋枝
＊2：内頸静脈

　顎二腹筋後腹下縁を切離しこれに筋鉤をかけ挙上し，リンパ結合組織を鋭的に切離しその下にある内頸静脈，副神経，内外頸動脈，舌下神経を確認する．副神経本幹は内頸静脈壁の前面または外側縁に沿って外下方に走るため，この位置に副神経を確認する．副神経に沿い末梢に向かって神経本幹をモスキート鉗子にて剥離する．または先に確認した副神経胸鎖乳突筋枝に添いこの神経直上を中枢側に向かって剥離する．モスキート鉗子にて剥離した神経上のリンパ結合組織をメスにて鋭的に切離する．この際，上内深頸部リンパ節を確認しこれを切断しない位置でリンパ結合組織を切離する．また上内深頸部リンパ節は転移の好発部位であるの

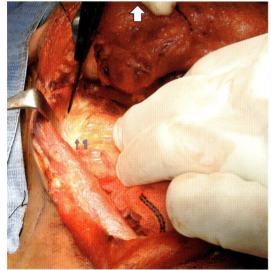

図 8-18　上内深頸部（J1）後縁の切離
↑1：副神経

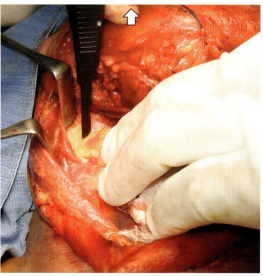

図 8-19　上内深頸部（J1）後上部内面の切離

で，転移の有無と被膜外浸潤の有無を確認し，転移や被膜外浸潤を認める場合には術式の変更を検討する．また，術前に術式の変更の可能性があることの同意を得ておく．最近は画像診断法の進歩によりこのような大きな術式の変更を要することは少ない．副神経僧帽筋枝の分枝を確認し，胸鎖乳突筋後縁でその剥離を行っておく（図 8-18〜23）．

　上内深頸部の副神経上後方の組織を深頸筋より深頸筋膜深葉を付けて剥離する．神経鈎にて副神経を持ち上げ，副神経の下を通して前方へ組織を郭清する．

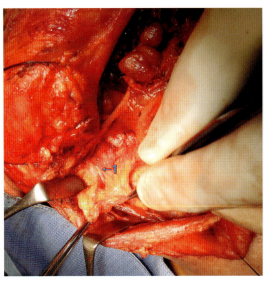

図 8-20　副神経の走行の確認
←1：副神経

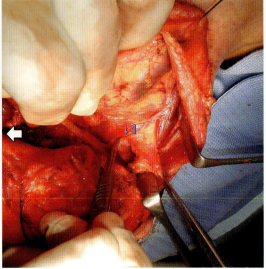

図 8-21　副神経遊離
↓1：副神経

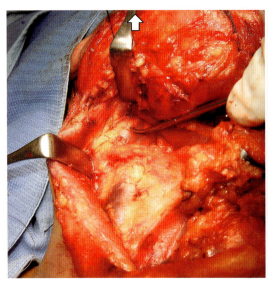

図 8-22　郭清上端（環椎横突起）の確認

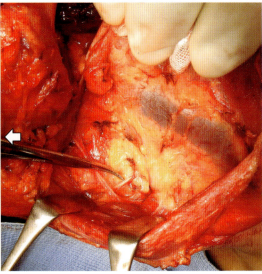

図 8-23　副神経僧帽筋枝の確認

④下面：肩甲舌骨筋下腹 （図 8-24）

　肩甲舌骨筋下腹を確認しその上縁を切離する．肩甲舌骨筋は肩甲骨と舌骨の間を，中間腱を鋏みながら上腹・下腹に分かれ，下側に弓なりになっている．中間腱は内頸静脈と交差する位置にある．その上縁を切離する際には腱の位置での血管神経の損傷に留意する必要がある（図 8-25, 26）．

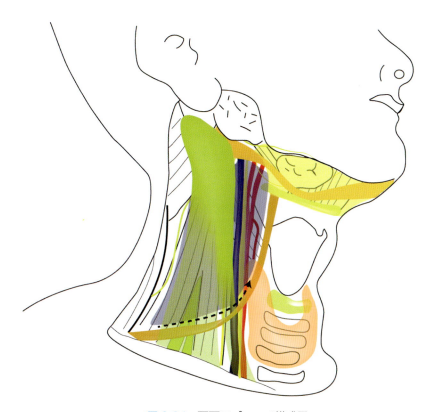

図 8-24　下面アプローチ模式図

8章　選択的頸部郭清術

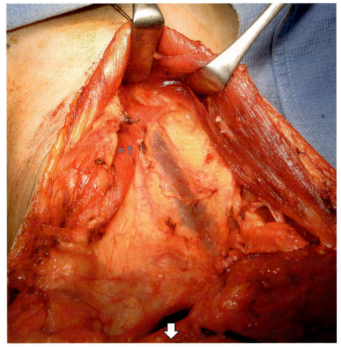

図 8-25　肩甲舌骨筋下腹の確認
＊1：肩甲舌骨筋上腹

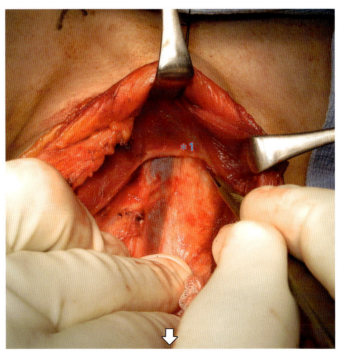

図 8-26　肩甲舌骨筋の遊離
＊1：肩甲舌骨筋下腹

⑤後縁：胸鎖乳突筋後縁

　胸鎖乳突筋後縁で頸神経叢皮枝（大耳介神経，頸横神経，鎖骨上神経）を確認しながら郭清組織を切離する．頸横神経が胸鎖乳突筋後縁を翻転するところで，神経に沿うように郭清組織を切離して内面の切離に移る．下方の後縁の切離は胸鎖乳突筋後縁と肩甲舌骨筋下腹が交差するところまで行う（図 8-27, 28, 29）．

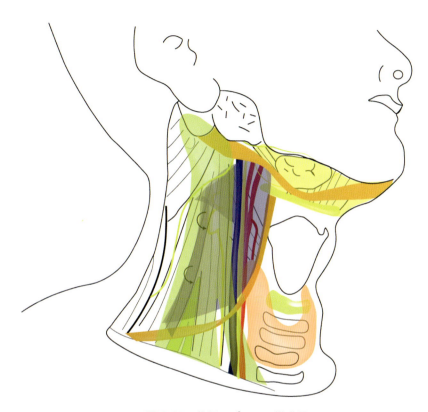

図 8-27　後縁アプローチ模式図

8章 選択的頸部郭清術

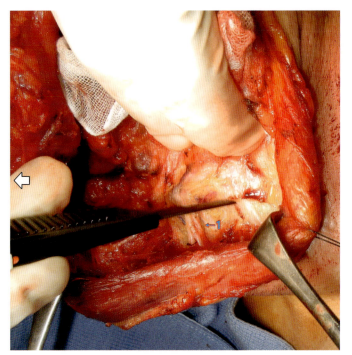

図 8-28 中内深頸部（J2）での頸神経叢の確認
←1：頸横神経

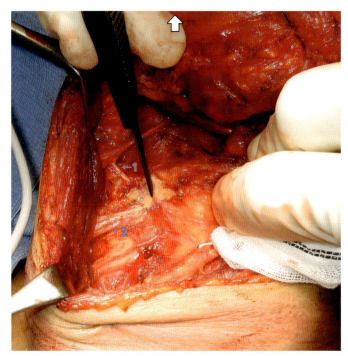

図 8-29 中内深頸部（J2）後縁の切離
←1：副神経僧帽筋枝　↑2：頸横神経

⑥内面：深頸筋膜深葉面

基本術式は7章1 ⑥内面：深頸筋膜深葉面と同様である．ただし，下面は鎖骨上縁でなく肩甲舌骨筋の上縁であり，頸神経叢はすべて温存される．つまり郭清組織を前方へ持ち上げカウンタートラクションを掛けて深頸筋膜深葉面にて鋭的に切離する．頸動脈鞘の切開では，助手が頸動脈鞘を上方に牽引した状態で，左側より右側へメスを用いて迷走神経の高さでこれに沿い鋭的に頸動脈鞘を開く．迷走神経を鋭的に剥離し，鞘内より取り出す．次に内頸静脈，総頸動脈，内外頸動脈を鋭的に同様にメスで剥離する（図 8-30～36）．

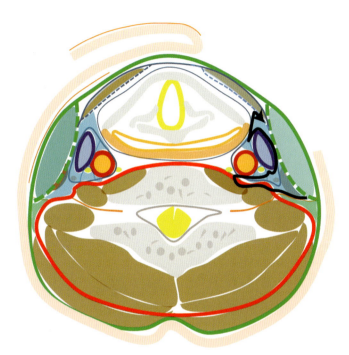

図 8-30　内面アプローチ横断図

8章 選択的頸部郭清術

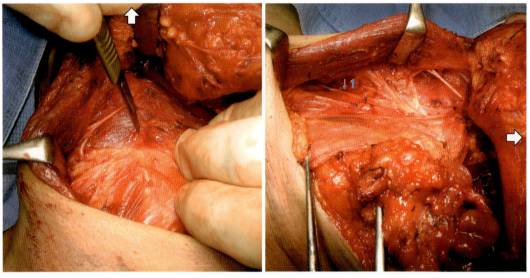

図 8-31 中内深頸部（J2）内面の切離

図 8-32 J1-2 深頸筋膜深葉面の切離後
↓1：鎖骨上神経

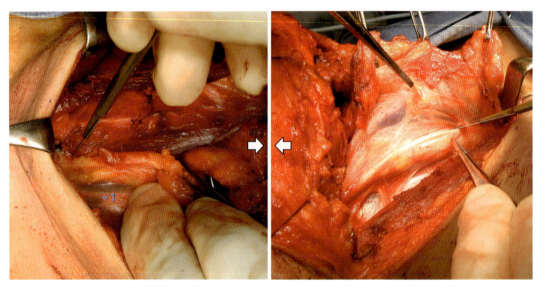

図 8-33 下面組織の切離
＊1：内頸静脈

図 8-34 頸動脈鞘を開く

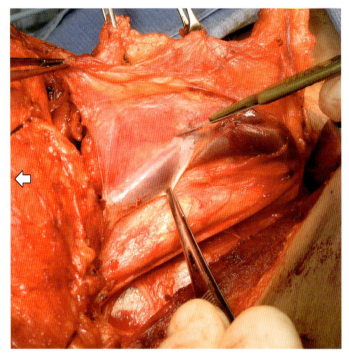

図 8-35　内頸静脈の遊離

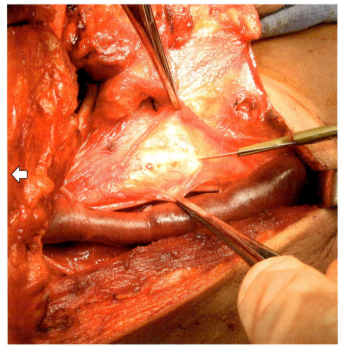

図 8-36　総頸動脈の遊離

⑦前縁：肩甲舌骨筋上腹（図 8-37）

　咽喉頭と甲状腺上極の外側に剥離された頸動脈鞘が残る．これを郭清組織ごと前方に牽引しながら臓側筋膜である咽頭筋膜面上で剥離を行い，上甲状腺動脈は温存してこの周囲組織を郭清する．外面に戻り肩甲舌骨筋外側縁に沿って深頸筋膜浅葉と中葉を切離する．舌下神経から下行する枝（頸神経ワナ上根）は可能なら温存する（図 8-38～40）．

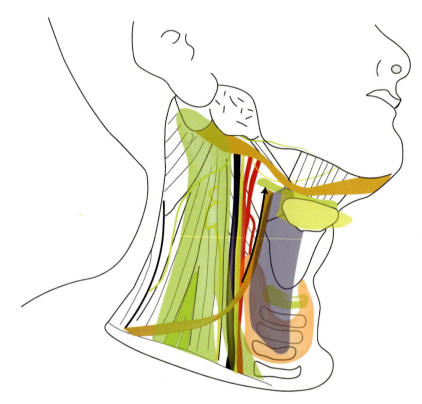

図 8-37　前縁アプローチ模式図

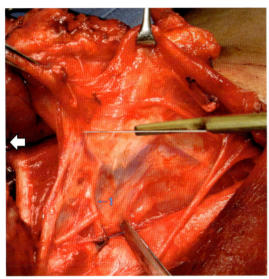

図 8-38　深頸筋膜中葉面上の剥離
←1：上甲状腺動脈

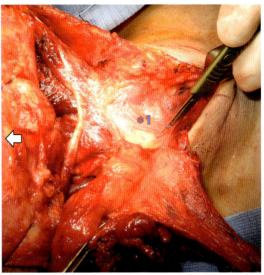

図 8-39　前縁の切離
＊1：肩甲舌骨筋上腹

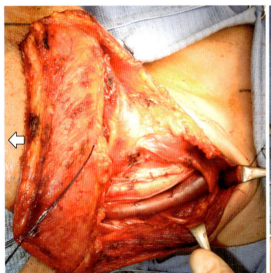

図 8-40　郭清術後（頸神経ワナ上根は温存）

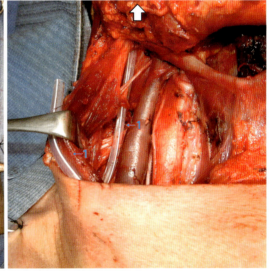

図 8-41　ドレーンの挿入
←1：ドレーン

　ドレーンは閉鎖式吸引ドレーンを胸鎖乳突筋の前後で深頸筋膜浅葉と深葉面に挿入するが，深葉面挿入するドレーンは内頸静脈と交差しないこと，さらに胸鎖乳突筋を貫く際には外頸静脈を損傷しないことに留意する（図 8-41）．

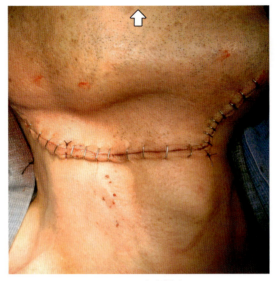

図 8-42 皮膚縫合

2 ND（J）

術式の基本は7章1 ND（SJP）と8章1 ND（SJ1-2）と同様である（図 8-43, 44）．

①外面：深頸筋膜浅葉

術式は7章1 ND（SJP）と基本的に同様である．

A）皮膚切開

皮膚切開はJ（U）字，甲状腺癌では襟状皮膚切開が多い（図 8-45）．

B）皮弁挙上

下顎骨下縁から鎖骨上縁までの範囲で行い，通常後頸三角部の剥離は必要ない．

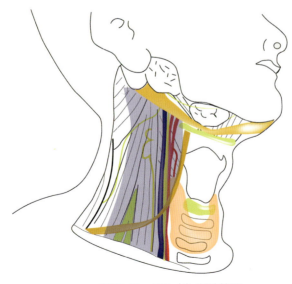

図 8-43 ND（J）郭清範囲

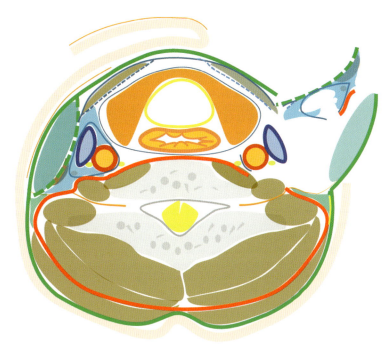

図 8-44　ND（J）郭清横断図（後前アプローチ）

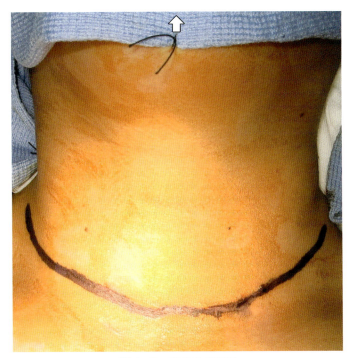

図 8-45　襟状皮膚切開

②上面：顎二腹筋後腹（図 8-46）

この術式ではこれまでと違い S 領域の郭清を行わない．したがって上面は顎二腹筋後腹で構成される．顎下腺下縁を回り込むようにして切離し，顎二腹筋後腹に達し，筋上を後方に向かって切離する．耳下腺下極を温存する場合には顔面神経下顎縁枝を必ずしも確認する必要はない．耳下腺下極を切除する場合は，これまでに述べた手技と同様に下顎縁枝を確認し，耳下腺内の走行を剥離して確認しておく．遊離をする必要はない（図 8-47, 48）．

③外面：胸鎖乳突筋内面（深頸筋膜浅葉内層）

胸鎖乳突筋前縁をその起始部から鎖骨上縁まで鋭的に深頸筋膜浅葉外層を切離し，胸鎖乳突筋内面の深頸筋膜浅葉内層に入り全幅全長にわたり胸鎖乳突筋後縁まで剥離する．

副神経の処理も含め基本的な手技は 7 章 1 および 8 章 1 と同様である．

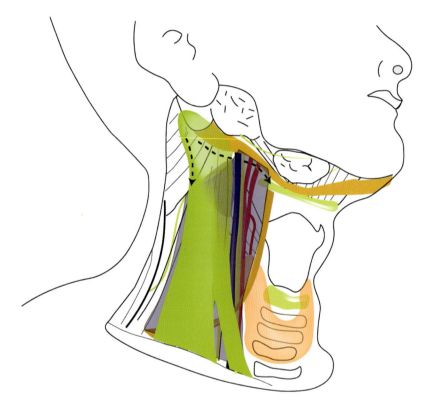

図 8-46　上面アプローチの模式図

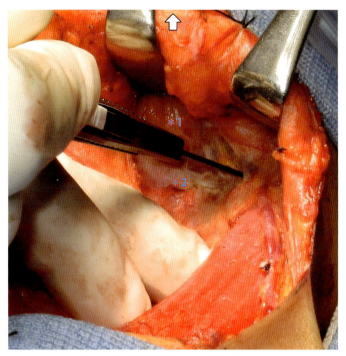

図 8-47　顎下腺下縁からのアプローチ
＊1：顎下腺　＊2：顎二腹筋後腹

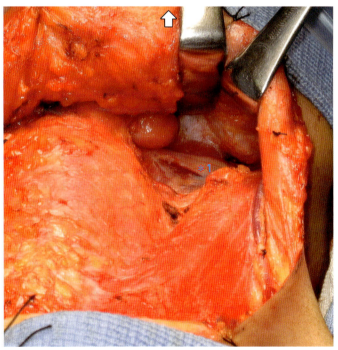

図 8-48　上面の顎二腹筋後腹
＊1：顎二腹筋後腹

④下面：鎖骨上縁 (図 8-49)
　7 章 1 と同様に胸鎖乳突筋を外方に牽引し，その内側にて鎖骨上縁で下面の切離を行う．後端は胸鎖乳突筋後縁である．

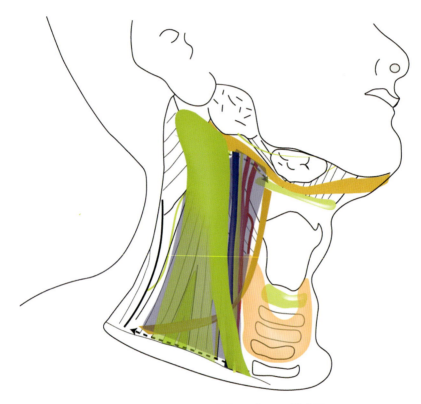

図 8-49　下面アプローチ模式図

⑤後縁：胸鎖乳突筋後縁（図 8-50）

8章1と同様に胸鎖乳突筋後縁で頸神経叢皮枝を確認しながら郭清組織を切離する．頸横神経が胸鎖乳突筋後縁を翻転するところで，神経に沿うように郭清組織を切離して内面の切離に移る．下方の後縁の切離は胸鎖乳突筋後縁と鎖骨上縁が交差するところまで行う．

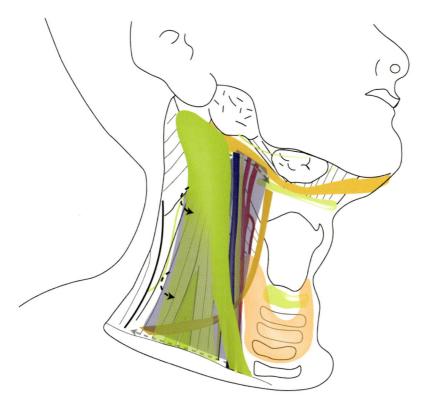

図 8-50　後縁アプローチ模式図

8章 選択的頸部郭清術

⑥内面：深頸筋膜深葉面

基本術式は7章1と同様である（図 8-51）.

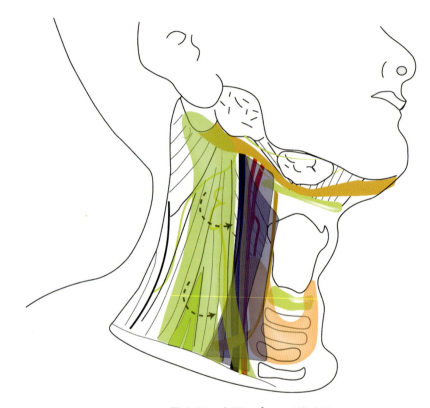

図 8-51 内面アプローチ模式図

⑦前縁：前頸筋外側縁

術式は7章1と同様である．前頸筋外側縁にて筋膜と肩甲舌骨筋を切離する．原発部位に連続するのであれば，この操作は省略される（図 8-52, 53）．

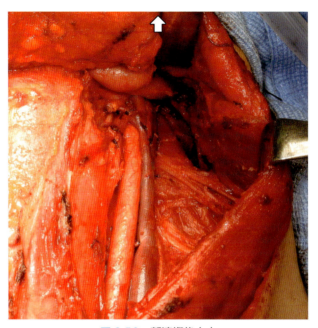

図 8-52　郭清術後上方

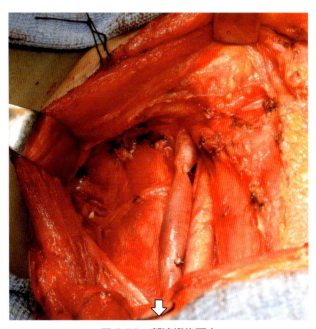

図 8-53　郭清術後下方

3 その他の選択的頸部郭清術

1. ND（JP/VNM）（図 8-54）

下咽頭・喉頭癌ではS領域に転移することは少ないため頸部郭清術を行う場合，この領域の郭清は省略される．JP領域を郭清し，胸鎖乳突筋，内頸静脈，副神経の3組織はすべて切除される．術式の基本は7章2 ND（SJP/VNM）と同様であるが，②上面は8章2 ND（J）のように顎二腹筋後腹である．

2. ND（JP/VM）とND（JP/M）

ND（JP/VNM）と同じ郭清範囲であるが，これらの郭清術では副神経またはこれと内頸静脈を温存する．副神経の温存術式は7章3と同様である．

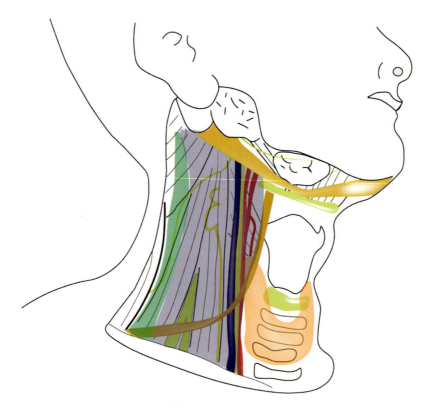

図 8-54　ND（JP）郭清範囲

3. ND（SJ）（図 8-55）

口腔・中咽頭癌において，リンパ節被膜外浸潤を伴わず転移個数の少ない N1 または N2b 症例の治療的頸部郭清術に用いられる．7章と8章1で述べたS領域の郭清に加えて，8章3 ND（J）の郭清術を行う．

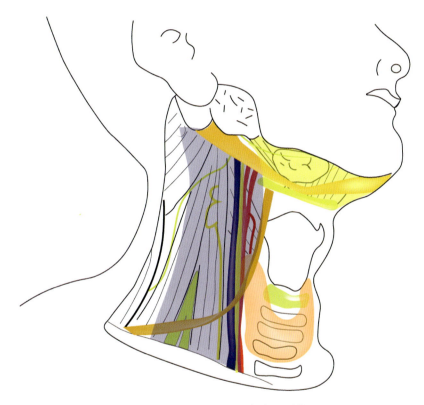

図 8-55　ND（SJ）郭清範囲

4 前後アプローチ（図 8-56, 57）

これまでに述べた頸部郭清術の内面：深頸筋膜深葉面の切離は後方（背側）から前方（腹側）の後前アプローチであるが，前方（腹側）から後方（背側）への前後アプローチも可能である．通常はP領域の郭清を行わない選択的頸部郭清術式であるND（SJ1-2），ND（J），ND（SJ）や1領域郭清術となるND（J3）で用いられる．

このアプローチでは胸鎖乳突筋前縁から外面：胸鎖乳突筋内面（深頸筋膜浅葉内層）の切離を行う．次に頸動脈鞘を切開し総頸動脈から内頸静脈と郭清する．迷走神経は遊離しにくい．この郭清を深頸筋膜深葉面で後方に行う．

この術式の利点は頸神経が中枢側から末梢側に向かい郭清されるので，その温存が比較的容易かつ確実である．西嶌渡ら[67]は剥離の方向が内頸静脈から僧帽筋に向かう場合は頸神経の表層の筋膜を剥離することになり，結果として頸神経の表面が露出されると報告している．このアプローチを「大血管からの剥離の方向」と表現している（図 8-58）．

もう1つの利点はこの大血管からの剥離である．大きなリンパ節転移で後方からのアプローチで郭清組織の翻転が困難な場合は，このアプローチでまず頸動脈を確実に温存するか，または根治性を郭清術の初めの段階で確認することができる．他の術式でも部分的な応用が可能である．また，J3領域の郭清では頸横動脈も中枢側から末梢側に向かい郭清されるので，その温存が比較的容易である（図 8-59, 60）．

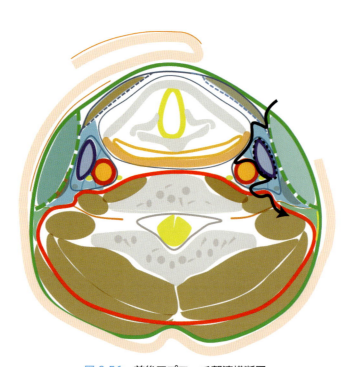

図 8-56　前後アプローチ郭清横断図

4 前後アプローチ

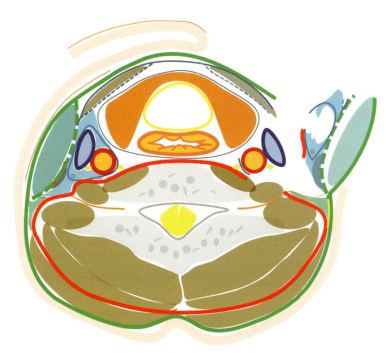

図 8-57　郭清術後横断図

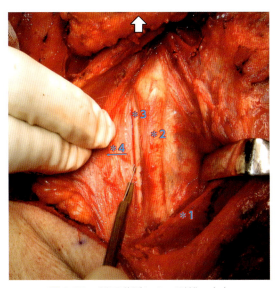

図 8-58　総頸動脈からの剥離の方向
＊1：前頸筋　＊2：総頸動脈　＊3：迷走神経　＊4：剥離の方向

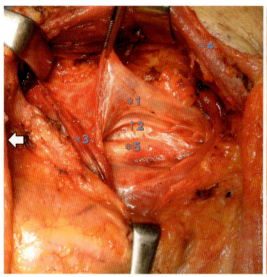

図 8-59　J3 領域の前後アプローチによる
　　　　総頸動脈の郭清
＊1：内頸静脈　↑2：迷走神経　＊3：肩甲舌骨筋上腹
　　　＊4：胸鎖乳突筋　＊5：総頸動脈

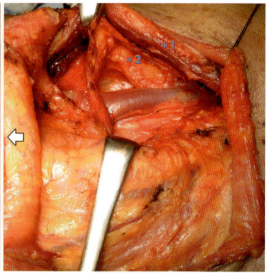

図 8-60　J3 領域の前後アプローチによる
　　　　内頸静脈の郭清
＊1：胸鎖乳突筋　＊2：郭清組織

5　原発部位との連続性

頸部郭清術は単独の手術として行われることも多いが，通常は原発部位とともに切除される．癌の転移と切除については Halstead 理論に基づいてリンパ系の連続性を維持した切除が基本とされてきた．口腔癌における pull-through 切除はこの典型である．現在は癌の転移について Spectrum 理論などが提唱されている．

口腔癌と咽喉頭癌では原発部位と連続する頸部組織は異なり，口腔癌では上面，咽喉頭癌では前縁と連続させ，en bloc 切除を行う．それぞれの面と縁の切除は部分的な処理に止まる．

①口腔癌における上面の処理

顎下部での顔面神経下顎縁枝，顔面動静脈，耳下腺下極の処理，さらに顎二腹筋後腹への到達は頸部郭清術単独と同様に行う．頤下部郭清は舌半側切除までは対側を郭清するが，舌亜全摘以上で両側の舌骨上筋群の切除を行う場合は，原発部位の切除に伴い郭清される．顎舌骨筋は起始する下顎骨にて切離し顎下神経節の処理は行わない．顎下腺下縁にて結合組織を切開し舌骨に至っておく．上面の郭清はここまでで止め，他の面と縁の郭清を行い，郭清の終わりに再び上面に戻り原発部位の切除に移る．

②咽喉頭癌における前縁の処理

郭清術の終わりに前縁の処理に移るわけであるが，咽喉頭の切除を行う場合は前縁の処理は行わないか部分的切除にとどめ，原発部位の切除に移行する．

9章 その他の郭清術

1 気管周囲郭清術〔ND（C1），ND（C1-2）〕

気管周囲郭清術には表3-6（☞20頁）と図3-2, 3-3（☞18頁）に示した日本癌治療学会リンパ節規約（Int J Clin Oncol, 2003）の分類で，頸部では喉頭前リンパ節，甲状腺リンパ節，気管前リンパ節，（頸部）気管傍リンパ節，食道傍リンパ節が，症例により上縦隔の最上縦隔リンパ節が含まれる．

この領域の郭清が必要となるのは喉頭，下咽頭，甲状腺，頸部胸部上中部食道の癌である．原発部位によって，甲状腺の扱いと郭清領域が異なる．喉頭，下咽頭，甲状腺の癌では患側葉峡部切除，また全摘術が必要である．頸部・胸部上中部食道癌では通常，甲状腺切除は行わな

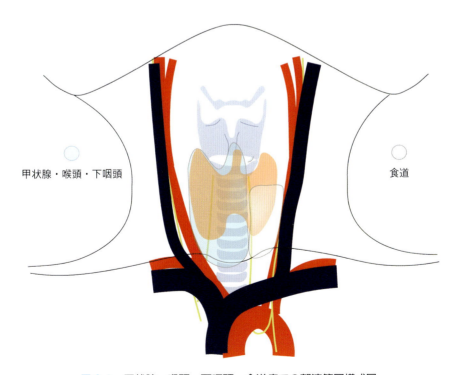

図9-1　甲状腺・喉頭・下咽頭・食道癌での郭清範囲模式図

い．気管前リンパ節，症例により最上縦隔リンパ節は甲状腺癌，または喉頭・下咽頭癌の甲状腺全摘例で郭清領域になる．甲状腺リンパ節は甲状腺切除例でこれに伴い郭清される．喉頭前リンパ節（Delphianリンパ節を含む）は喉頭・下咽頭癌の喉頭全摘例と甲状腺癌で郭清領域に含まれる．食道傍リンパ節は，多くは気管傍リンパ節とともに郭清される．

これらのリンパ節群の中で共通して郭清されるのは気管傍リンパ節である．気管傍リンパ節の郭清で重要な点は，ここに反回神経が含まれることである．通常，喉頭を温存する甲状腺癌と食道癌では，反回神経麻痺は術後の嗄声に止まらず，術後に気道狭窄と誤嚥を招くため重大な合併症につながるリスクがある[68]（図9-1）．

1. 反回神経の走行

反回神経の走行は左右対称でない．それは神経が迷走神経から分かれて反回する高さの差による．反回部は左が大動脈弓，右が鎖骨下動脈である．そのため，通常の郭清範囲の下限では左反回神経はすでに気管に平行に気管食道溝を上行するが，右反回神経は気管食道溝に達するのは甲状腺下極付近であり，総頸動脈の背面から上内側方向へ斜めに走行している．反回神経の走行異常も存在する．非反回下喉頭神経は迷走神経の途中から総頸動脈の下をくぐり，水平に輪状軟骨に向かう．これは右鎖骨下動脈起始異常に伴い発生し，ほとんどが右側にみられ，頻度は0.3～2.2％とは報告されている[69]．

また，反回神経の分岐にも気を配る必要がある．気管には気管枝，食道には食道枝を送る．第6頸椎の高さで終枝である下喉頭神経を分枝する．下喉頭神経は甲状軟骨の下角の後方で喉頭咽頭筋を貫通あるいは筋下縁から喉頭の内部に入り，前枝と後枝に分枝する．Nemiroff,

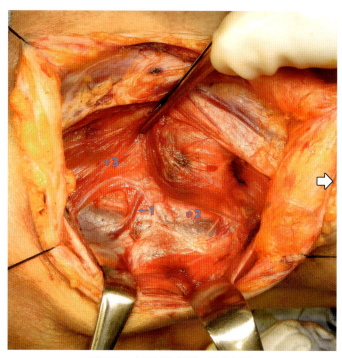

図9-2　中甲状腺静脈の結紮切離
←1：中甲状腺静脈　＊2：総頸動脈　＊3：胸骨甲状筋（本例では合併切除）

図中⇧は頭部方向を示す．

1　気管周囲郭清術〔ND（C1），ND（C1-2）〕

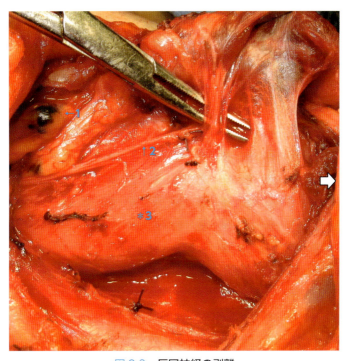

図 9-3　反回神経の剥離
←1：気管傍リンパ節　↑2：反回神経　＊3：頸部食道

P.M.[70)] は 41.2％に喉頭外での下喉頭神経の分岐を認め，その位置は輪状軟骨から 0.6cm～3.5cm の範囲であったと報告している．

　さらに，下甲状腺動脈や Berry 靭帯と反回神経との解剖学的位置関係も重要である．下甲状腺動脈は，通常は甲状腺下方で反回神経と交錯するが，多くで反回神経はこれより深く位置する．浅い場合や分枝の間を走行することもある．また，Berry 靭帯とは反回神経がこれを貫く例とこれから離れて走行する例がある[71)]．

2. 甲状腺癌右葉峡部切除での郭清の手順

　前頸筋正中より胸骨舌骨筋内面の切離を外側方向に総頸動脈に向かい切離する．総頸動脈面にてこれと交差する数本の中甲状腺静脈を結紮切離する．甲状腺上極の処理を行い，気管傍組織とともに甲状腺を正中側へ脱転する．甲状腺下極で囲まれた脂肪繊維組織の中を，想定される反回神経の走行に沿ってモスキートで軽く分けると，1.5～2mm 径の神経に遭遇する．反回神経に沿って上方に剥離する．下甲状腺動脈との位置関係を確認し，これを切断処理する．後面の切離を進めたところで，反回神経の剥離を行う．食道と気管への分枝は切離し神経を遊離する．反回神経の背外側にある脂肪繊維組織は神経の下を通して内腹側の組織と連続させ正中側へ郭清する．食道面から気管面へと後面の郭清を進める．反回神経に留意して Berry 靭帯を切離すると甲状腺は可動性が出るので気管との鋭的切離を行う．鎖骨・胸骨柄上縁を目安に気管傍と気管前の郭清組織を切離する．この下面の切離では下甲状腺静脈の止血を確実に行う．次に喉頭前組織を甲状腺錐体部とともに郭清する．気管前組織を対側で甲状腺に向かい切り上げ，峡部から左葉に移行するところで甲状腺を切離する（図 9-2, 3, 4）．

9章　その他の郭清術

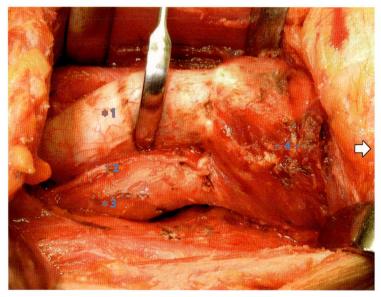

図 9-4　気管周囲郭清術後
＊1：気管　↑2：反回神経　＊3：頸部食道　←4→：輪状甲状筋部分切除と胸骨甲状筋切除断端

2　咽頭後リンパ節郭清術

咽頭後リンパ節（Rouviére nodes）についてはすでに2章（☞ 2　リンパ節の解剖の項）で述べたが，外側と内側に分類され，外側咽頭後リンパ節は軸椎のレベルにある．これらの咽頭後リンパ節には鼻腔後部，蝶形骨洞，後篩骨洞，口蓋，中耳，上咽頭，咽頭後壁，輪状後部，頸部食道，甲状腺上極後部[72]からのリンパ液が流入する．内側群は外側咽頭後リンパ節に流出し，さらに上内深頸リンパ節へ流入する．郭清術の適応になるのは中下咽頭と甲状腺の癌である[73-76]．

1. 咽頭後リンパ節のリンパ流

咽頭と咽頭後リンパ節のリンパ流についてはFeind, C.R.[77]により詳細に報告されている．それによれば下咽頭喉頭部のリンパ流は前群と後群に分類される．この中で特に後部のリンパ流は咽頭収縮筋を貫いて外側咽頭後リンパ節と内頸静脈リンパ節へ流入する．輪状後部や咽頭後壁の正中部では交差する粘膜のリンパ管網がある．羽田達正[78]のリンパ管造影による研究では，下咽頭側壁に注入した造影剤は上下方向へ流れるが頭側への流れが多く，C1の高さで外側咽頭後リンパ節に相当する部位に集積する．さらに正中を越えて対側へ移動すると報告している．外側咽頭後リンパ節からのリンパ流は上頸神経節，内頸動脈，舌下神経を越えて斜め下方へ下り，総顔面静脈のレベルで上外内頸静脈リンパ節に流入する．咽頭のリンパ流についてのこれらの研究から下咽頭癌の手術で咽頭後リンパ節の郭清が必要なことは明らかである．また，内頸静脈リンパ節への転移と同様に対側への転移も起こりうる．

2. 咽頭後隙

深頸筋膜深葉は椎前筋の前を被うので，一般に椎前筋膜と呼ばれる．咽頭壁は3層からなる．すなわち，粘膜，筋層および結合組織性の外膜である．上方で咽頭壁は咽頭頭底板となり，咽頭はこれによって広く頭蓋底に固定され

ている．外膜の結合組織は薄い筋膜，すなわち頬咽頭筋膜（buccopharyngeal fascia）として咽頭筋を被っている．これらの筋膜の間に疎な結合組織よりなる裂隙すなわち咽頭後隙（spatium retropharyngeum）が生じ，これによって脊柱に対する咽頭の可動性が確保される．この裂隙は下方において縦隔に連続する．すなわち，後方は椎前筋膜（狭義には翼状筋膜），前方は頬咽頭筋膜，両側方は頸動脈鞘によって囲まれる裂隙が咽頭後隙であって，この中のリンパ節が咽頭後リンパ節である．咽頭後リンパ節は外側と内側に分けられるが，臨床上，問題となるのは外側咽頭後リンパ節である．内側はほぼ正中に認められる小リンパ節で，リンパ管に沿う介在リンパ節である．これまでの経験では術前術中にリンパ節として確認される例は少ない．

3. 咽頭後隙を含む副咽頭間隙に対するアプローチ

咽頭後隙を含む副咽頭間隙に対するアプローチとして Som, P.M.[79)] は 4 通りの方法にまとめている．1) peroral, 2) cervical, 3) transparotid-cervical, 4) cervical-transpharyngeal 法である．

咽頭後リンパ節が含まれる咽頭後隙へのアプローチを中心に考えると 1) 前方，2) 側下方および 3) 下方からの到達法が挙げられる．

1) 前方からのアプローチは中咽頭癌で行われるように下顎を離断挙上し，咽頭壁を経由して咽頭後隙に到達する方法である．直視下に咽頭後隙の郭清を行うことができる．

2) 側下方からのアプローチは必要により耳下腺を切除し到達する方法である．毛利光宏[80)] は原発巣の摘出前に，内頸動脈を外方に牽引し下やや側方より内頸動脈の内側の結合織を郭清する術式を報告している．

3) 下方からのアプローチは咽喉頭切除後に咽頭後壁を挙上し咽頭後隙に到達する方法である．われわれはこの術式を下咽頭癌における咽頭後郭清術の標準としている．下顎骨や耳下腺の離断や切除などの下咽頭癌の手術ではあまり行われない追加の切除術を必要としない，つまり侵襲が少ない．比較的良好な視野が得られ，両側の郭清が同一視野で可能である．内頸動脈と交感神経幹を明らかにして行うので，これらの副損傷を避けることができる．

4. 下方アプローチによる咽頭後部郭清術の概念と手技

咽頭後隙は前後壁が頬咽頭筋膜と椎前筋膜，左右側壁が頸動脈鞘から構成される扁平な四角錐に例えることができる．この中に咽頭後リンパ節とリンパ管が含まれる．このような四角錐を想定して郭清を行うことにより筋膜でリンパ組織を包んだ en bloc な郭清を行うことができる（図 9-5）．

①交感神経幹上頸神経節の確認

頸部郭清術が終了し，下咽頭の切除に移る．椎前筋膜面にて咽頭後壁を剥離する．この際，頸動脈内側にて交感神経幹上頸神経節を確認し，これに沿って上咽頭側へ剥離をしておく．交感神経幹，特に上頸神経節は咽頭後リンパ節のメルクマールとして重要である．交感神経と内頸動脈にテーピングを行い，これらを外側に牽引すると郭清しやすい．

切除安全域を十分に取り咽頭後壁を切離して，原発部位と頸部郭清組織を摘出する．咽頭後リンパ節は原発部位に連続させて郭清するのが望ましいが，視野が十分に得られず，咽頭後リンパ節の en bloc な郭清が難しい．そこで，原発部位を切除後に行っている．組織の物理的連続性はなくなるが，郭清の連続性は保たれる．体位は視野によるが懸垂頭位として咽頭を覗き込むようにすることもある．

また，術野が深く狭いため，手術器具にはメスを用いた鋭的剥離でなく小ぶりで薄刃のメッチェンバウム剪刀を用いている．

9章　その他の郭清術

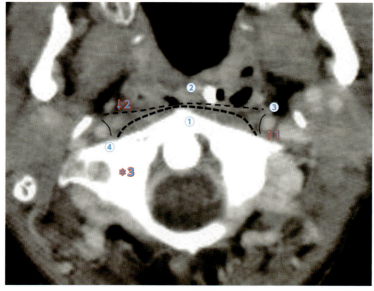

図 9-5　CT 画像による手順
↑1：左内頸動脈　↓2：右外側咽頭後リンパ節　＊3：環椎

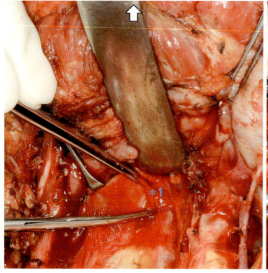

図 9-6　椎前筋膜の剥離
＊1：椎前筋膜

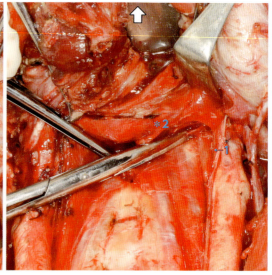

図 9-7　左頸動脈鞘側の剥離
←1：交感神経幹上頸神経節　＊2：咽頭後壁

②郭清手順

多くの場合，❶椎前筋膜，❷頰咽頭筋膜，❸❹左右頸動脈鞘の順に行っているが，椎前筋膜から始まって，右回りまたは左回りの手順でもよい．

❶椎前筋膜面の剥離

下咽頭喉頭頸部食道を切除後，残存した中咽頭後壁を椎前部より剥離挙上する．これには咽頭後壁を切離したレベルで椎前筋膜を把持し，上方に向かい頭蓋底部まで椎前筋より剥離する．

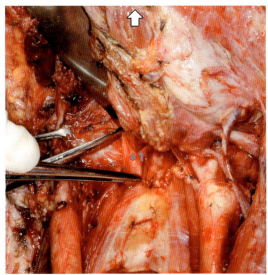

図 9-8　頬咽頭筋膜の剥離
＊1：頬咽頭筋膜

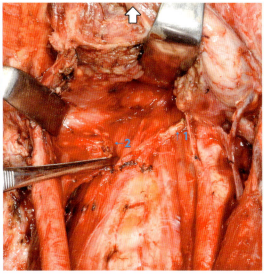

図 9-9　右頸動脈鞘側の剥離
↑1：左咽頭後リンパ節　←2：右咽頭後リンパ節

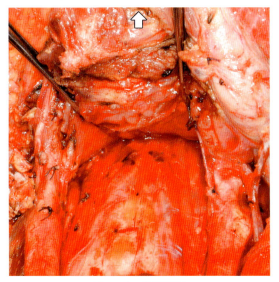

図 9-10　郭清術後

❷頬咽頭筋膜面の剥離

　アリス鉗子にて咽頭後壁の粘膜と筋層を把持する．内臓筋膜である外膜との間で剥離を行いこの咽頭筋膜を先ほど剥離した椎前筋膜とともに下方に落とすようにして咽頭後壁を挙上する．天蓋部近くは筋層もなく，粘膜は薄いので損傷に注意する．

❸❹左右頸動脈鞘側の剥離

　前壁，後壁に続いて側壁の剥離に移る．前後の筋膜の側方切離端より頸動脈と交感神経幹に沿い，頸動脈鞘の結合織を内側に向かい上方に剥離する．この側壁の剥離によって外側咽頭後リンパ節が郭清されるため，この咽頭後リンパ節郭清術において最も重要なところである．上方に郭清していくと，通常は1個の5～15 mm の外咽頭後リンパ節を確認することができる．小出血はバイポーラーにて止血する．この側方の郭清を左右行い，咽頭後リンパ節を摘出する（図 9-6～10）．

5. 側下方アプローチ

　下方アプローチによる郭清術は両側の郭清が可能であるが，下咽頭癌で喉頭合併切除を行う症例に限られる．下咽頭癌の部分切除後や放射線治療後の後発咽頭後リンパ節転移，甲状腺癌などで一側の転移例には側下方アプローチが用いられる．症例により耳下腺後部（顔面神経下行枝より下後部）を合併切除する．対象となる症例においては咽頭後隙には手術操作や放射線

9章　その他の郭清術

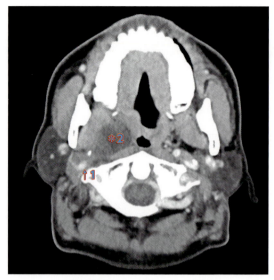

図 9-11　甲状腺癌後発咽頭後リンパ節転移 CT 像
↑1：内頸動脈　＊2：咽頭後リンパ節転移

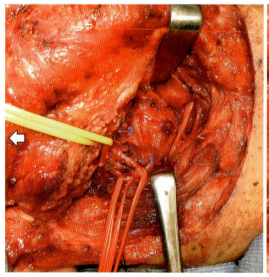

図 9-12　頸動脈と舌下神経の遊離と牽引
←1：外頸動脈　←2：舌下神経

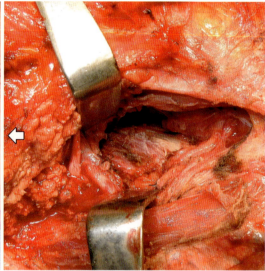

図 9-13　郭清術後

　照射が及んでいない場合が多く，癒着等による手術操作への影響が少ない．手術の初めに癒着のある総頸動脈を慎重に確認しその内側に入り交感神経幹上頸神経節を見出すことがポイントである．この後は神経節に沿ってその内側で結合組織を剥離する．神経節の外側には手術操作を行わないことが，内頸動脈の損傷を防ぐために重要である．可能であれば総頸動脈や内外頸動脈の全周を剥離しておく．さらに舌下神経を確認し剥離を行い，これを遊離する．頸動脈と舌下神経に血管テープを架けてこれらは牽引する（図 9-11〜13）．

3 後頭側頸部郭清術 (Posterolateral neck dissection)

後頭側頸部郭清術（Posterolateral ND）は頭頸部癌の中で主に後頭部皮膚悪性腫瘍に対して行われる後頭・頸部リンパ節郭清術である．その適応の頻度は低いが，時に必要とされる術式である．

後頭部（occipital node）および耳介後部（乳突部）リンパ節（retroauricular node, mastoid node）がこの郭清術に特有のリンパ節群である．後頭部リンパ節はさらに表在性と深在性に区分され，後頭動脈に沿うリンパ節群である．耳介後部リンパ節は耳介後部で後耳介筋の直下に位置する．この2つのリンパ節群は解剖学的には深側頸リンパ節群と同様に深頸筋膜の浅葉と深葉およびそれらの延長の結合織に挟まれているわけであるが，後頭部ではこの2葉の間に脂肪結合織はほとんどない．後頭部の郭清から後頸部（P領域）と側頸部（J領域）へと連続的に郭清を進める．

郭清を行う上で留意すべき点は，❶体位（側臥位，腹臥位）の工夫，❷皮切（後方J字）の位置，❸挙上皮弁の層の確認，❹通常の頸部郭清とは異なる術野と解剖学的位置関係である（図9-14〜17）．

①外面：深頸筋膜浅葉

A）皮膚切開（図9-14）

後頸部傍正中に縦皮切を行い，鎖骨上縁に沿う後方J皮切を行う．

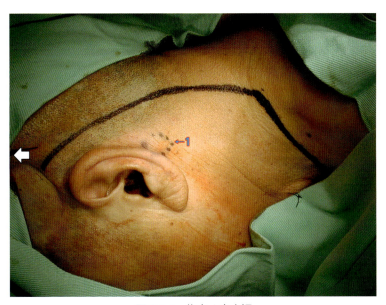

図9-14　後方J字皮切
←1：耳介後部リンパ節転移

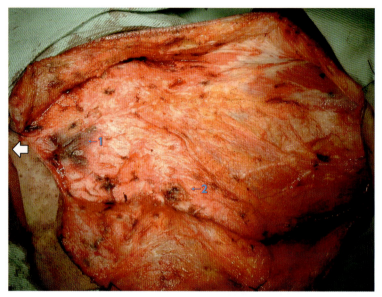

図 9-15　皮弁挙上後
←1：後頭リンパ節領域　←2：耳介後部リンパ節領域

B) 皮弁挙上（図 9-15）

後頸部は広頸筋がなく深頸筋膜浅葉面の層が判りにくいため，鎖骨上縁の皮切の広頸筋を目安に皮弁の挙上を進め，層を後頸部に延長する．

C) 副神経の剥離

後頸三角領域にて副神経僧帽筋枝を確認する．これを剥離し，それぞれ僧帽筋に入るところ，胸鎖乳突筋を貫くところまで確認し剥離を行う．

②後縁

耳後上から後頸部傍正中にかけて深頸筋膜浅葉を切開し，僧帽筋と胸鎖乳突筋の筋付着部である外後頭隆起と乳様突起の筋層上を，浅葉とその下の後頭部および耳介後部リンパ節を含む結合組織を郭清しつつ，続いて僧帽筋上を郭清して前縁に至る．

③内面：深頸筋膜深葉（図 9-16）

僧帽筋前縁から深頸筋膜深葉に至り，これを前方に剥離して後頸三角領域から，続いて内深頸領域の郭清を行う．頸神経叢は可能なら温存する．

④外面：胸鎖乳突筋内面（深頸筋膜浅葉内層）（図 9-17）

胸鎖乳突筋後縁から胸鎖乳突筋内面に沿って浅葉内層を剥離する．この際，副神経の胸鎖乳突筋枝に注意し，これを温存する．郭清を前方に行い，内頸動脈，頸動脈，迷走神経の剥離を行う．

⑤上面：顎二腹筋後腹

前方より後方または後方より前方にかけて顎二腹筋後腹の面にて上面の切離を行う．

⑥下面：鎖骨上縁

前方より後方または後方より前方にかけて鎖骨上縁にて下面の切離を行う．

⑦前縁：前頸筋外側縁

前頸筋外側縁にて前縁の切離を行い，郭清組織を摘出する．

3 後頭側頸部郭清術（Posterolateral neck dissection）

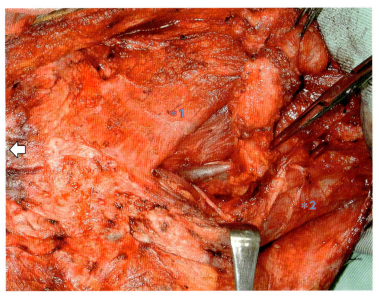

図 9-16　後頸三角領域の郭清
＊1：僧帽筋　＊2：胸鎖乳突筋

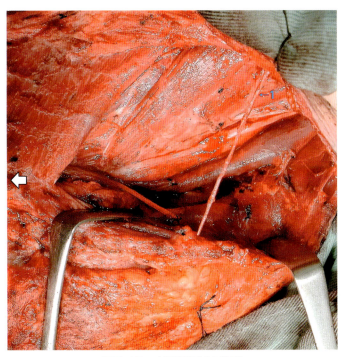

図 9-17　内深頸領域の郭清
←1：副神経

10章 頸部郭清術後の合併症と対応

　頸部や肩の知覚運動障害は頸部郭清術後に高頻度に発生する．特に副神経切除例では上肢の外転障害をきたし，長期経過例では肩の下垂を引き起こす．また，顔面神経下顎縁枝の麻痺も好発する．これらに加えて，迅速な対応が必要で重篤な障害を伴う合併症が気道閉塞と乳糜漏である．

1 喉頭浮腫と反回神経麻痺による気道閉塞

　喉頭からの静脈[81]は上下喉頭動脈と一致して走行し，喉頭上部は上・中甲状腺静脈から内頸静脈に，喉頭下部は中甲状腺静脈を経て，中部領域からは下甲状腺静脈を通って大静脈に流入する．その他に隣接臓器の咽頭や甲状腺を経る静脈還流もある．喉頭浮腫は頸部郭清術のみの手術操作でも起こり得る．特に両側頸部郭清術例において，内頸静脈を切除または上・中甲状腺静脈からの内頸静脈への流入枝を郭清時に結紮した場合には，術後に喉頭の浮腫が予測される．また，内頸静脈および分枝を温存した場合においても，術後に内頸静脈血栓を併発し，喉頭浮腫が誘発されることがある．

　気管周囲郭清症例では反回神経を温存しても一過性の麻痺が予測される場合もある．すでに腫瘍により強く圧排され，ぎりぎりで剥離温存した場合などである．こういった場合には，手術が終了し，抜管時の喉頭内視鏡による声門の観察が重要である．喉頭の周囲が術野になっていることで喉頭浮腫を合併していることが多く，気道が予想以上に狭窄していることは稀ではない．両側ともにリスクがあると思われる場合は内視鏡による術後の観察は必須である．

　軽度の喉頭浮腫であればステロイドの使用が第一選択となるが，声帯の外転制限が顕著で気道狭窄が認められたら，気管切開やTチューブの使用などが必要となる．喉頭浮腫は術後に増悪することもあり，喉頭浮腫と反回神経麻痺が予測される場合には，注意深い経時的観察が必要である．

2 乳糜漏

　乳糜漏は左リンパ本幹（胸管），またはこれに入るリンパ節鎖輸出管からの乳糜の漏出である．稀ではあるが胸管が重複し，右半が右リンパ本幹に合していることがあるため，右リンパ本幹からの漏出も乳糜を呈することがある．通常は術直後から，ドレーンからの滲出液量が多く，食事開始後に滲出液が乳白色となり乳糜に気づくことが多い．治療には保存的治療と外科的治療があり，保存的治療では脂肪制限食や絶食と高カロリー輸液などの食事療法と圧迫などにより乳糜の減少を図る．ただ，圧迫などの治療は漏出部にゼリー状のフィブリン塊が形成され効果的でないことが多い．乳糜の治療で最も避けたいのは感染と低栄養である．感染は特に

敗血症や総頸動脈瘤を併発した場合などには重篤な結果になる．これらは多くの場合，保存的治療を継続した結果である．したがって，外科的治療のタイミングを逸することがないようにする．判断の基準として，1日600ml以上の排液の継続[82]や1日1,000ml以上の排液[83]があるが，一応の目安であり，全身および局所の状態を総合的に考慮して判断する．外科的治療には静脈角部リンパ管結紮術と胸管結紮術がある．静脈角部リンパ管再結紮術は効果が不十分であったり，再漏出をきたすことがしばしばある．この場合は胸管結紮術の適応である．胸管結紮術は頸部から上縦隔の胸管を結紮する経頸法と胸腔鏡下に行う経胸法がある．経頸法は静脈角部リンパ管結紮術で漏出を完全に止められなかった場合に続けて行うことができる．また，この縦隔入口部の総頸動脈内側部には手術侵襲が及んでいないことが多く，癒着も少なく胸管の剥離が容易である．

乳糜胸は胸管から漏出した乳糜が胸腔内に貯留した状態である．頸郭清術に伴う乳糜胸は胸管を静脈角部で結紮処理したことによる内圧の上昇が胸管破綻の原因である．胸腔穿刺で乳白色の胸水を採取することにより診断される．胸水の量が少なければ診断穿刺時のドレナージのみで経過を観察し，再貯留するようであれば持続ドレナージを行う．

1. 経頸法による胸管結紮術

胸管は上縦隔では左総頸動脈と左鎖骨下動脈の間を経て内頸静脈の外側に至り，静脈角に注ぐ．縦隔入口部で総頸動脈の内側に入りこれを外側に圧排し，さらに食道と気管を内側に圧排し，総頸動脈内側後部で胸管を剥離しこれに糸をかけ2重に結紮する．静脈角でリンパ液漏のないことを確認する．胸管は常に全長にわたって1本の幹をなすのではなく，頸部ではしばしば幹が2本以上に分かれていて開口することがある（図10-1〜4）．

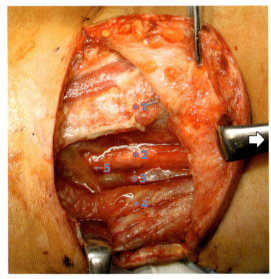

図10-1　再開創したところ
＊1：前頸筋　＊2：総頸動脈　＊3：内頸静脈
＊4：胸鎖乳突筋　←5：フィブリン塊

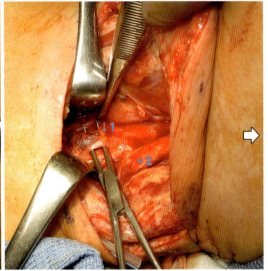

図10-2　胸管の剥離
↓1：剥離した胸管　＊2：総頸動脈

図中 ⇧ は頭部方向を示す．

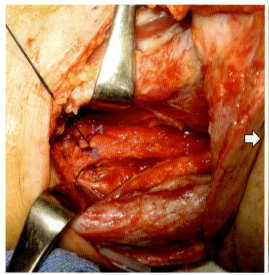

図 10-3　胸管の結紮
↓1：胸管結紮　←2：分岐した胸管

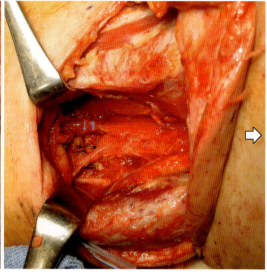

図 10-4　胸管の分岐があり，その下部で追加結紮
↓1：追加結紮

3　頸部郭清術後の QOL

丹生健一ら[84]は Japan Neck Dissection Study Group による「頸部郭清術の手術術式の均一化に関する研究」で頸部郭清術後機能評価法[85]を用いて，詳細な術式の情報が得られた症例を対象として，郭清範囲の縮小や非リンパ組織の温存，術後照射が，頸部郭清術後 Quality of Life に与える影響を検討した．郭清範囲を J2 領域までに縮小することで，「肩や首の硬さ」や「締め付け感」などの悩みが減る，P 領域を郭清しても胸鎖乳突筋や副神経を温存すれば，これらの後遺症を軽減させることができる，胸鎖乳突筋の切除により有意に「肩の下がり」がみられる，副神経切除例では「首の痛み」や「外観」での悩みが多い，50Gy 以上の放射線治療例では「首が硬い」という訴えが強くなる，ことなどが確認された．

また，4施設で頸部郭清術後1年間にわたり前向き調査研究を行い，術後のリハビリテーションが上肢機能の回復に有効であることを報告した[86]．特にその効果は P 領域が郭清された症例で明らかであった．

11章 化学放射線治療後頸部郭清術

　Veterans Affairs Laryngeal Cancer Study Group[53]が1991年に進行喉頭癌に対して導入化学療法と放射線治療群が，手術療法と術後放射線治療群に対して生存率が非劣性であることを報告した．これまでは進行頭頸部癌の標準治療は手術療法であったが，これ以後，進行咽喉頭癌に対して，化学放射線治療が治療選択肢の一つとして行われるようになった．これらは臓器温存，正確には構音嚥下機能の温存を主な目的としていた．それまで放射線治療および化学放射線治療例の頸部制御については，頸部再発後に救済手術として頸部郭清術を行うのが一般的であった．切除可能例に対する化学放射線治療例においても頸部リンパ節転移については依然として頸部郭清術が優位と考えられていたため，まず計画的頸部郭清術（Planned neck dissection）の適応とタイミングが検討された．Mendenhall, W.M.ら[87]は放射線治療例を対象に単発3cm以下の例では放射線治療単独と頸部郭清術併用で頸部制御率に差はないが，リンパ節数と大きさが増すにつれて頸部郭清術併用群で頸部成業率が高くなることを報告した．計画的頸部郭清術は放射線療法または化学放射線療法との組み合わせによって，頸部病変を制御する治療戦略である．化学放射線療法の効果にかかわらず頸部郭清術を行うという意味で計画的と称された．しかし，化学放射線療法後には創傷治癒不全により頸動脈破裂を含む重篤な合併症を引き起こす可能性があり，また頸部郭清術を行うことによって嚥下障害を発生させる要因となりうる．

　一方，放射線療法から化学放射線療法への移行，放射線療法の精度の向上，画像診断法の進歩により，頸部リンパ節転移についても治療効果の確認ができるようになり，化学放射線療法後の計画的頸部郭清術の適応に対する考え方は大きく変化した．

　1990年代に放射線治療後にCRと判定された症例の頸部再発率は低いことが報告され，治療効果により計画的頸部郭清術の必要性を検討することが行われた．治療効果と画像評価によって残存を疑う場合に頸部郭清術を行う考えが広く受け入れられるようになった．この方針を局所も含めて明らかな残存再発後に行う一般的な救済手術と区別し，早期救済手術（early salvage surgery）と称することもある．

　化学放射線療法後のCTによる転移診断についてのYeung, A.R.ら[88]による報告では，4週後のCTで，1.5cm以上のリンパ節と異常な画像形態（focal lucency, focal enhancement, or focal calcifications）がないことをradiographic CRと定義し，95％以上の陰性的中率を示しCTによる治療後評価の妥当性を報告した．Isles, M.G.ら[89]はPETCTに関するレビューとメタアナリシスで局所領域の再発残存の陽性および陰性的中率はそれぞれ75％と95％であり，10週以降に正診率が向上することを示した．

Kutler, D.I. ら[90]は化学放射線治療または放射線治療後の頸部リンパ節の取り扱いを報告し，これを基にNCCN guidelines（2015）Post chemoradiation or RT neck evaluation[51]の項に化学放射線治療または放射線治療後の頸部評価のアルゴリズムが示されている．これによれば，（化学）放射線治療後の4〜8週で臨床的治療効果がPDかNCでは造影CTまたはPETCTを行い，PRかCRでは12週以後にPETCT，または8〜12週で造影CT（MR）により頸部を評価する．その検査結果に従い，頸部郭清術を行うか，さらなる画像評価を行う．CTまたはMRによる評価は6週後に，PETCTによる評価は12週後に行うのが1つの目安である．画像診断による頸部評価を行い，化学放射線療法の効果を可能な限り正確に判定し，頸部郭清術の必要な症例を見極めようというのが今の考え方である．

一方で，Brizel, D.M. ら[91]は2004年にN2-3で計画的頸部郭清術群の予後が良好であることを報告している．頸部郭清術は頸部リンパ節転移に対する最も効果的な治療法であるという事実は変わりなく，特にN2-3例ではそのタイミングを逸することがないように治療後の的確な画像による評価が必要である．

12章

頸部郭清術の均一化

　頸部郭清術は頭頸部癌の頸部リンパ節転移に対する基本的な治療法で頻繁に行われる手術であるが，術式細部が施設により大きく異なるという問題が存在する．この差は施設間だけでなく個人のレベルにおいても存在する．手術が技量に大きく依存する以上はある程度の差は止むを得ないし，好みとすべき点もあるが，一定の水準以上であることが必要である．これは専門医制度などで今後対応していくべき課題である．施設間の差についてはそれが大きい場合は，治療成績に影響する問題である．これについては，頸部リンパ節分類法と頸部郭清術分類法を統一することにより基本を標準化することができると考え，3章で示したように筆者らは2005年にJapan Neck Dissection Study Groupによる分類法を提唱した．術式の細部にわたりすべてを均一化することは解剖学的バリエーションや癌の個性から困難であり，また必ずしもその必要性はないが，術式のいくつかの解剖学的指標については，標準化を行うとともに他施設との違いが存在することを認識しておく必要がある．

　そこで2002年に厚生労働科学研究費補助金による研究班（斉川班，Japan Neck Dissection Study Group）が立ち上げられ，わが国における頸部郭清術の術式細部を標準化する研究「頸部郭清術の手術術式の均一化に関する研究」（UMIN試験ID：UMIN000003213）が開始された[92]．研究には大学病院および癌専門病院22施設が参加し，前向き研究の実施により術式細部の標準化を図ることになった．研究は主に選択的頸部郭清術を他施設の医師が直接見学し，頸部郭清術に関する局所的な50項目を235件で調査することにより試みられた．術式は全頸部郭清術が18.4％で，うちND（SJP/VNM）いわゆる根治的頸部郭清術は2.6％のみであり，残りの81.3％は選択的頸部郭清術である．この調査で施設差の存在が確実な項目は下内頸静脈部下縁，胸管周囲のリンパ節，胸鎖乳突筋，胸鎖乳突筋膜，顎二腹筋，肩甲舌骨筋，外頸静脈，副神経胸鎖乳突筋枝，副神経と頸神経の交通枝，頸神経，頸神経ワナ，大耳介神経および耳下腺下極の13項目であり，施設差の存在が疑われる項目は皮弁剥離層，深部剥離層，頸神経と深頸筋膜の間に存在するリンパ節，後頭動脈，顔面動脈，内頸静脈および総顔面静脈の7項目であった（表12-1）．研究は第1段階と第2段階に分けて行われたが，第2段階で施設差の程度が低下した術式細部項目は11項目であり，逆に施設差の程度が上昇した術式細部項目は6項目であった．施設差の認められる項目数は研究第2段階で明らかに減少しており，術式の均一化はある程度達成された[92,93]．

　この調査研究は参加施設間で意見調整を行い，各術式細部に関する現状で最も妥当と考えられる術式をまとめて「頸部郭清術手順指針（案）」（資料）[94]が作成された．術式細部を標

準化し均一な手術を行うという試みに，予後の向上が図られるというような科学的エビデンスはいまだ確立されていない．本章の初めに述べたように，少なくとも他施設および術者間での差を認識しておくことは重要である．

表12-1 術式細部項目と施設差の存在

	術式細部項目	施設差の存在		術式細部項目	施設差の存在
1	皮切の形	なし	23	内頸静脈	疑い
1a	頸部皮膚合併切除	なし	24	内頸静脈鞘	なし
2	皮弁剥離の層	疑い	25	総顔面静脈	疑い
3	深部での剥離の層	疑い	26	顔面静脈	なし
4	上内頸静脈部上縁	なし	27	外頸静脈	確実
5	下内頸静脈部下縁	確実	28	副神経	なし
6	副神経部後縁	なし	29	副神経胸鎖乳突筋枝	確実
7	舌骨表面のリンパ節・皮下脂肪組織	なし	30	副神経と頸神経の交通枝	確実
8	上甲状腺動脈周囲のリンパ節	なし	31	迷走神経	なし
9	副神経の後上方に存在するリンパ節	なし	32	交感神経幹	なし
10	胸管または右リンパ本幹周囲のリンパ節	確実	33	横隔神経	なし
10a	頸神経と深頸筋膜の間に存在するリンパ節	疑い	34	頸神経	確実
11	胸鎖乳突筋	確実	35	腕神経叢	なし
12	胸鎖乳突筋膜	確実	36	舌下神経	なし
13	顎二腹筋	確実	37	頸神経ワナ	確実
14	肩甲舌骨筋	確実	38	舌神経	なし
14a	深頸筋	なし	39	舌神経顎下腺枝（副交感神経）	なし
15	総頸動脈	なし	40	顔面神経下顎縁枝	なし
16	内頸動脈	なし	41	大耳介神経	確実
17	外頸動脈	なし	42	耳下腺下極	確実
18	頸動脈鞘	なし	43	顎下腺	なし
19	後頭動脈	疑い	44	ワルトン氏管	なし
20	上甲状腺動脈	なし	45	下顎骨膜	なし
21	頸横（浅頸）動脈	なし	46	胸管または右リンパ本幹	なし
22	顔面動脈	疑い	47	甲状腺	なし

あとがき

　本書では頸部郭清術について全般的に記述したが，その中で手術の記載には手技をいかに理解していただくか，また自分がこれまでに得た経験をいかに表現するかに苦心した．手術写真では記念写真のような静的な写真ではなく，実際の手術の動きを捉える動的なスナップショットを敢えて用いた．このため多くの手術写真では避けられる指先も写っている．実際の手術を中断することなく撮影したからである．その中に右手に持つメスの持ち方やその角度，動く方向，左手に持つ攝子が把持する組織，さらにその位置や指先から何を牽引しているかなどを読み取っていただきたい．手術手順がよく理解できるように写真を配置した．

　頸部リンパ節分類と頸部郭清術分類にはJNDSG分類を用いた．これは日本においても広く用いられているわけではないが，多くの術式を的確に表現するのに優れていると考える．また，この研究グループの頸部郭清術の均一化の試みも紹介した．頸部郭清術手順指針はまだエビデンスが確立された訳ではなく，案に留まっていることに留意をいただきたい．

　医学はサイエンスかつアートであるが，手術ではクリニカルサイエンスとともに特に経験に裏付けられたアートが求められる．そのため，その成果は術者の技術力に負うところが多く，巧みとしての術者独自の工夫がなされている．本書を一つの参考として，サイエンスとして頸部郭清術を理解しその基本を押さえた上で，アートとしての経験を積み重ね，巧みとして各自のスタイルを確立してくれれば有り難い．

　おわりに研究を共に行ったJapan Neck Dissection Study Groupの先生方，さらに仕事を共に行った愛知県がんセンター中央病院の職員の方々，特に頭頸部外科部レジデントに感謝の意を表する．

著　者

文　献

1) Halsted WS. I. The Results of Operations for the Cure of Cancer of the Breast Performed at the Johns Hopkins Hospital from June, 1889, to January, 1894. Ann Surg 1894; 20(5): 497-555.
2) 岩本彦之亟. 岩本彦之亟教授最終講義 喉頭癌治療の変遷について 1978; Available from: www.twmu.ac.jp/TWMU/Medicine/RinshoKouza/121/hiko_last.html.
3) Crile G. Landmark article Dec 1, 1906: Excision of cancer of the head and neck. With special reference to the plan of dissection based on one hundred and thirty-two operations. By George Crile. JAMA 1987;258(22): 3286-3293. Epub 1987/12/11.
4) Martin H, Del Valle B, Ehrlich H, Cahan WG. Neck dissection. Cancer 1951;4(3):441-499. Epub 1951/05/01.
5) 岩本彦之亟. Radical neck dissection に就て. 耳鼻と臨床 1954; 1: 44-46.
6) 岩本彦之亟. 頸部郭清術. 耳展 1959; 2: 196-199.
7) 北村武. 頸部郭清術. 日気食会報 1963; 14: 11-12.
8) 広戸幾一郎. 機能的頸部郭清術. 日耳鼻会報 1971; 73: 1060-1061.
9) Lindberg R. Distribution of cervical lymph node metastases from squamous cell carcinoma of the upper respiratory and digestive tracts. Cancer 1972; 29(6): 1446-1449. Epub 1972/06/01.
10) Byers RM, Wolf PF, Ballantyne AJ. Rationale for elective modified neck dissection. Head Neck Surg 1988; 10(3): 160-167.
11) Shah JP. Patterns of cervical lymph node metastasis from squamous carcinomas of the upper aerodigestive tract. Am J Surg 1990; 160(4): 405-409. Epub 1990/10/01.
12) Gavilán J, Herranz J, Desanto L, Gavilán C. Functional and Selective Neck Dissection. New York: Thieme Medical Publishers, Inc.; 2002.
13) Bocca E. Conservative neck dissection. Laryngoscope 1975; 85(9): 1511-1515.
14) Bocca E, Pignataro O, Sasaki CT. Functional neck dissection. A description of operative technique. Arch Otolaryngol 1980; 106(9): 524-527. Epub 1980/09/01.
15) Bocca E. Functional problems connected with bilateral radical neck dissection. J Laryngol Otol 1953; 67(9): 567-577. Epub 1953/09/01.
16) Bocca E. Supraglottic laryngectomy and functional neck dissection. J Laryngol Otol 1966; 80(8): 831-838. Epub 1966/08/01.
17) Bocca E, Pignataro O. A conservation technique in radical neck dissection. Ann Otol Rhinol Laryngol 1967; 76(5): 975-987. Epub 1967/12/01.
18) 長谷川泰久. Ⅷ頸部の解剖 1. 頸部郭清術のための臨床解剖. In: 岸本誠, editor. 耳鼻咽喉科診療プラクティス 8 耳鼻咽喉科・頭頸部外科のための臨床解剖. 東京, 文光堂; 2002. p.198-204.
19) 佐藤達夫. 頭頸部外科に必要な局所解剖(3)頸部の筋膜. 耳鼻咽喉科・頭頸部外科 1993; 65(3): 181-188.
20) 佐藤達夫. 頭頸部外科に必要な局所解剖(2)頸部の筋. 耳鼻咽喉科・頭頸部外科 1993; 65(2,7-1-1): 161-169.
21) 佐藤達夫, 坂本裕和. 頭頸部外科に必要な局所解剖(10)頸部のリンパ系. 耳鼻咽喉科・頭頸部外科 1993; 65(12): 967-973.
22) 佐藤達夫, 坂本裕和. 頭頸部外科に必要な局所解剖(4)頸部の動脈(1). 耳鼻咽喉科・頭頸部外科 1993; 65(4): 311-321.
23) 佐藤達夫, 坂本裕和. 頭頸部外科に必要な局所解剖(5)頸部の動脈(2). 耳鼻咽喉科・頭頸部外科 1993; 65(5): 401-407.
24) 佐藤達夫. 頭頸部外科に必要な局所解剖(6)頸部の深部静脈. 耳鼻咽喉科・頭頸部外科 1993; 65(6): 499-504.
25) 佐藤達夫. 頭頸部外科に必要な局所解剖(7)頸部の神経(1)腕神経叢. 耳鼻咽喉科・頭頸部外科 1993; 65(7): 517-526.
26) 佐藤達夫. 頭頸部外科に必要な局所解剖(8)頸部の神経(2)迷走神経. 耳鼻咽喉科・頭頸部外科 1993; 65(8): 694-706.
27) Shah JP, Strong E, Spiro RH, Vikram B. Surgical grand rounds. Neck dissection: current status and future possibilities. Clin Bull 1981; 11(1): 25-33. Epub 1981/01/01.
28) Suen JY, Goepfert H. Standardization of neck dissection nomenclature. Head Neck Surg 1987; 10(2): 75-77.
29) Robbins KT, Medina JE, Wolfe GT, Levine PA, Sessions RB, Pruet CW. Standardizing neck dissection terminology. Official report of the Academy's Committee for Head and Neck Surgery and Oncology. Arch Otolaryngol Head Neck Surg 1991; 117(6): 601-605.
30) Spiro RH, Strong EW, Shah JP. Classification of neck dissection: variations on a new theme. Am J Surg 1994; 168(5): 415-418. Epub 1994/11/01.
31) Medina JE. A rational classification of neck dissections. Otolaryngol Head Neck Surg 1989; 100(3): 169-176. Epub 1989/03/01.
32) Robbins KT, Clayman G, Levine PA, Medina J,

Sessions R, Shaha A, et al. Neck dissection classification update: revisions proposed by the American Head and Neck Society and the American Academy of Otolaryngology-Head and Neck Surgery. Arch Otolaryngol Head Neck Surg 2002; 128(7): 751-758. Epub 2002/07/16.

33) Robbins KT, Shaha AR, Medina JE, Califano JA, Wolf GT, Ferlito A, et al. Consensus statement on the classification and terminology of neck dissection. Arch Otolaryngol Head Neck Surg 2008; 134(5): 536-538. Epub 2008/05/21.

34) Som PM, Curtin HD, Mancuso AA. Imaging-based nodal classification for evaluation of neck metastatic adenopathy. AJR Am J Roentgenol 2000; 174(3): 837-844.

35) Gregoire V, Ang K, Budach W, Grau C, Hamoir M, Langendijk JA, et al. Delineation of the neck node levels for head and neck tumors: a 2013 update. DAHANCA, EORTC, HKNPCSG, NCIC CTG, NCRI, RTOG, TROG consensus guidelines. Radiother Oncol 2014; 110(1): 172-181. Epub 2013/11/05.

36) Gregoire V, Levendag P, Ang KK, Bernier J, Braaksma M, Budach V, et al. CT-based delineation of lymph node levels and related CTVs in the node-negative neck: DAHANCA, EORTC, GORTEC, NCIC, RTOG consensus guidelines. Radiother Oncol 2003; 69(3): 227-236.

37) Gregoire V, Eisbruch A, Hamoir M, Levendag P. Proposal for the delineation of the nodal CTV in the node-positive and the post-operative neck. Radiother Oncol 2006; 79(1): 15-20.

38) TNM atlas. Illustrated guide to the TNM/pTNM classification of malignant tumours. Spiessl B, Beahrs OH, Hermanek P, Scheibe O, editors. Berlin Heidelberg New York, Springer, 1992.

39) 松浦秀博, 長谷川泰久, 中山敏, 藤本保志, 曽賀野悟志, 亀井壯太郎, et al. 頸部郭清術・分類の現況 我々の4分と和名の提案. 耳鼻咽喉科・頭頸部外科 1996; 68(5): 385-389.

40) 長谷川泰久, 斉川雅志, 林崎勝武, 菅澤正, 岸本誠司, 中島格, et al. 頸部郭清術の分類と名称に関する試案. 頭頸部癌 2005; 31(1): 71-78.

41) Hasegawa Y, Saikawa M. Update on the classification and nomenclature system for neck dissection: revisions proposed by the Japan Neck Dissection Study Group. Int J Clin Oncol 2010; 15(1): 5-12. Epub 2010/01/29.

42) Committee on Classification of Regional Lymph Nodes of Japan Society of Clinical Oncology. Classification of regional lymph nodes in Japan. Int J Clin Oncol 2003; 8(4): 248-275. Epub 2003/09/05.

43) 松浦秀博. 頸部郭清術. 頭頸部腫瘍 1983; 10: 323-324.

44) 長谷川泰久.【切開・蒸散・凝固】切開・剥離 頭頸部癌手術におけるメスとハサミの使い方. JOHNS 2002; 18(11): 1851-1853.

45) 今井容子, 高山幹子, 石井哲夫, 吉原俊雄, 篠昭男. 手術時の皮膚切開における力学的解析. 東京女子医科大学雑誌 2001; 71(2): 107-117.

46) 松浦秀博, 藤本保志, 加藤久和, 寺田聡広, 長谷川泰久. 次世代に遺したい甲状腺手術手技 横のメス, 縦のメス 甲状腺癌・右葉峡切除・気管周囲郭清を中心に. 手術 2000; 54(11): 1623-1629.

47) 長谷川泰久. II 各頭頸部腫瘍における治療方針の決定 20. 頸部リンパ節転移. In: 岸本誠, editor. 耳鼻咽喉科診療プラクティス4 頭頸部腫瘍治療における Decision Making. 東京, 文光堂, 2001. p.159-163.

48) Andersen PE, Shah JP, Cambronero E, Spiro RH. The role of comprehensive neck dissection with preservation of the spinal accessory nerve in the clinically positive neck. Am J Surg 1994; 168(5): 499-502.

49) 武宮三三, 小村健, 島田文之. どこまで頸部郭清するか 舌癌における頸部郭清の範囲. 耳鼻と臨床 1988; 34(補冊5): 1363-1366.

50) Fukano H, Matsuura H, Hasegawa Y, S. N. Depth of invasion as a predictive factor for cervical lymph node metastasis in tongue carcinoma. Head Neck 1997; 19(3): 205-210.

51) NCCN Guidelines Version1.2015 Head and Neck Cancers 2015; Available from: www.nccn.org.

52) Wolf GT, Fisher SG. Effectiveness of salvage neck dissection for advanced regional metastases when induction chemotherapy and radiation are used for organ preservation. Laryngoscope 1992; 102(8): 934-939. Epub 1992/08/01.

53) Induction chemotherapy plus radiation compared with surgery plus radiation in patients with advanced laryngeal cancer. The Department of Veterans Affairs Laryngeal Cancer Study Group. N Eng J Med 1991; 324(24): 1685-1690.

54) Vikram B, Strong EW, Shah JP, Spiro R. Failure in the neck following multimodality

treatment for advanced head and neck cancer. Head Neck Surg 1984; 6(3): 724-729. Epub 1984/01/01.

55) Bernier J, Domenge C, Ozsahin M, Matuszewska K, Lefebvre JL, Greiner RH, et al. Postoperative irradiation with or without concomitant chemotherapy for locally advanced head and neck cancer. N Eng J Med 2004; 350 (19): 1945-1952. Epub 2004/05/07.

56) Cooper JS, Pajak TF, Forastiere AA, Jacobs J, Campbell BH, Saxman SB, et al. Postoperative concurrent radiotherapy and chemotherapy for high-risk squamous-cell carcinoma of the head and neck. N Eng J Med 2004; 350(19): 1937-1944. Epub 2004/05/07.

57) Bernier J, Cooper JS, Pajak TF, van Glabbeke M, Bourhis J, Forastiere A, et al. Defining risk levels in locally advanced head and neck cancers: a comparative analysis of concurrent postoperative radiation plus chemotherapy trials of the EORTC(#22931)and RTOG(# 9501). Head Neck 2005; 27(10): 843-850. Epub 2005/09/15.

58) Tsukahara K, Kubota A, Hasegawa Y, Takemura H, Terada T, Taguchi T, et al. Randomized phase Ⅲ trial of adjuvant chemotherapy with S-1 after curative treatment in patients with squamous-cell carcinoma of the head and neck(ACTS-HNC). PloS One 2015; 10(2): e0116965. Epub 2015/02/12.

59) 長谷川泰久. 上皮性悪性腫瘍 10. 頸部リンパ節転移 1. 頸部郭清術. In: 犬山征, editor. CLIENT21 頭頸部腫瘍 東京, 中山書店, 2000. p.435-450.

60) 中山敏, 松浦秀博, 長谷川泰久, 藤本保志, 小川徹也. 頸部リンパ節郭清術における神経損傷の防ぎ方 全頸部郭清術における顔面神経下顎縁枝 手術 1996; 50(12): 2085-2095.

61) Nahum AM, Mullally W, Marmor L. A syndrome resulting from radical neck dissection. Arch Otolaryngol 1961; 74: 424-428. Epub 1961/10/01.

62) 朝倉光司, 本間朝, 計良宗, 長屋朋典, 氷見徹夫. 副神経再建手術の術後機能評価. 日耳鼻会報 2014; 117: 20-25.

63) 寺田聡広, 花井信広, 小澤泰次郎, 平川仁, 川北大介, 丸尾貴志, et al. 頸部郭清の基本手技 全頸部郭清術. 頭頸部外科 2009; 19(1): 33-37.

64) 長谷川泰久, 松浦秀博, 中山敏, 藤本保志, 曽賀野悟志, 亀井壮太郎. 甲状腺乳頭癌に対する選択的頸部郭清術—その適応と郭清について—. 頭頸部外科 1995; 5(2): 165-168.

65) 長谷川泰久, 松浦秀博, 中山敏, 藤本保志, 松塚崇, 寺田聡広, et al. 甲状腺乳頭癌に対する深頸郭清術. 頭頸部腫瘍 1997; 23(3): 530-534.

66) 長谷川泰久.【頸部郭清術のすべて】術式別頸部リンパ節郭清術 選択的頸部郭清術. JOHNS 2002; 18(10): 1735-1738.

67) 西嶌渡, 竹生田勝次, 角田玲子, 寺田寿美子, 合津和央. 頸部郭清術における一工夫(副神経の同定と頸神経の保存について). 頭頸部外科 1995 5(2): 185-192.

68) 藤本保志, 松浦秀博, 長谷川泰久, 中山敏, 甲村孝秀. 頸部リンパ節郭清術における神経損傷の防ぎ方 甲状腺癌・気管傍郭清の反回神経. 手術 1996; 50(10): 1783-1789.

69) 杉野圭三, 岡本英, 樹杉桂二, 札場保宏, 片岡健浅, 原利正. 頸部手術に際して注意すべき非反回下喉頭神経の存在について. 臨床解剖研究会記録 2002; 2: 10-11.

70) Nemiroff PM, Katz AD. Extralaryngeal divisions of the recurrent laryngeal nerve. Surgical and clinical significance. Am J Surg 1982; 144(4): 466-469.

71) 太田文彦. 手術のコツ, 甲状腺良性腫瘍摘出術. 日耳鼻会報 1991; 2: 268-269.

72) 長谷川泰久, 松浦秀博. きわめてまれな部位に転移した甲状腺癌の1例 副咽頭部リンパ節転移. 医学と薬学 1987; 18(5): 1435-1437.

73) Hasegawa Y, Matsuura H. Retropharyngeal node dissection in cancer of the oropharynx and hypopharynx. Head Neck 1994; 16(2): 173-180. Epub 1994/03/01.

74) 長谷川泰久, 松浦秀博, 近藤隆. 咽頭癌に対する咽頭後リンパ節(retropharyngeal nodes)郭清術. 手術 1994; 48(10): 1667-1672.

75) 長谷川泰久, 奥村耕司, 松浦秀博, 藤本保志, 中山敏, 松塚崇, et al. 頭頸部癌リンパ節転移の外科 咽頭後郭清術について. JOHNS 1997; 13(9): 1361-1364.

76) 長谷川泰久, 松浦秀博, 藤本保志, 加藤久和, 菅沼良規, 内木幹人, et al. 咽頭後郭清術の検討. 頭頸部腫瘍 2001; 27(1): 73-78.

77) Feind CR. The head and neck. In: Haagensen CD, editor. The Lymphatics in Cancer. Philadelphia, WB Saunders, 1972. p. 60-230.

78) 羽達正. 頭頸部癌の副咽頭間隙進展に関する臨床的実験的研究. 日耳鼻会報 1990; 93: 1064-1075.

79) Som PM, Biller HF, Lawson W. Tumors of the parapharyngeal space: preoperative evaluation, diagnosis and surgical approaches. Ann Otol Rhinol Laryngol Suppl 1981; 90(1 Pt 4): 3-15.

80) 毛利光宏, 木西實, 天津睦郎. 頸部郭清術：Nゼロリンパ節の処理. 頭頸部外科 1996; 6: 149-153.

81) 岩田重信. 臨床に役立つ局所解剖 喉頭の血管神経支配. 日耳鼻会報 1991; 94(11): 1794-1797.

82) Spiro JD, Spiro RH, Strong EW. The management of chyle fistula. Laryngoscope 1990; 100(7): 771-774.

83) Nussenbaum B, Liu JH, Sinard RJ. Systematic management of chyle fistula: the Southwestern experience and review of the literature. Otolaryngol Head Neck Surg 2000; 122(1): 31-38.

84) 丹生健一, 鬼塚哲郎, 川端一嘉, 藤井隆, 浅井昌大, 林隆一, et al. 頭頸部がんの頸部リンパ節転移に対する標準的手術法の確立に関する研究 頸部郭清術の後遺症調査. 頭頸部癌 2010; 36(1): 82-88.

85) 丹生健一, 井上博之, 川端一嘉, 蛯原康弘, 鬼塚哲郎, 藤井隆, et al. 術後機能と後遺症からみた頸部郭清術―頸部郭清術の後遺症に関する実態調査より―：―頸部郭清術の後遺症に関する実態調査より―. 頭頸部癌 2005; 31(3): 391-395.

86) Nibu K, Ebihara Y, Ebihara M, Kawabata K, Onitsuka T, Fujii T, et al. Quality of life after neck dissection: a multicenter longitudinal study by the Japanese Clinical Study Group on Standardization of Treatment for Lymph Node Metastasis of Head and Neck Cancer. Int J Clin Oncol 2010; 15(1): 33-38.

87) Mendenhall WM, Million RR, Cassisi NJ. Squamous cell carcinoma of the head and neck treated with radiation therapy: the role of neck dissection for clinically positive neck nodes. Int J Radiat Oncol Biol Phys 1986; 12(5): 733-740.

88) Yeung A, Liauw S, Amdur R, Mancuso A, Hinerman R, Morris C, et al. Lymph node-positive head and neck cancer treated with definitive radiotherapy: can treatment response determine the extent of neck dissection? Cancer 2008; 112(5): 1076-1082.

89) Isles M, McConkey C, Mehanna H. A systematic review and meta-analysis of the role of positron emission tomography in the follow up of head and neck squamous cell carcinoma following radiotherapy or chemoradiotherapy. Clin Otolaryngol 2008; 33(3): 210-222.

90) Kutler DI, Patel SG, Shah JP. The role of neck dissection following definitive chemoradiation. Oncology (Williston Park) 2004; 18(8): 993-998; discussion 9, 1003-1004, 1007.

91) Brizel DM, Prosnitz RG, Hunter S, Fisher SR, Clough RL, Downey MA, et al. Necessity for adjuvant neck dissection in setting of concurrent chemoradiation for advanced head-and-neck cancer. Int J Radiat Oncol Biol Phys 2004; 58(5): 1418-1423.

92) 斉川雅久, 岸本誠司, 中島格, 長谷川泰久, 西條茂, 川端一嘉, et al. 頸部郭清術の手術術式の均一化に関する研究. 頭頸部癌 2006; 32(1): 72-80.

93) Saikawa M, Kishimoto S. Standardizing the extent of resection in nonradical neck dissections: the final report of the Japan Neck Dissection Study Group prospective study. Int J Clin Oncol 2010; 15(1): 13-22. Epub 2010/01/22.

94) 斉川雅久. 頸部郭清術手順指針（案）. 頸部郭清術の手術術式の均一化に関する研究. 第4稿 ed2010.

索引

外国語

A

AAO-HNS 分類	13
American Academy of Otolaryngology, Head and Neck Surgery	13
American Head and Neck Society	13
anterior cervical nodes	7

B

Berry 靱帯	107

C

central compartment	21
cervical paratracheal lymph nodes	21
Conservation neck dissection	2
Crile, G.	1
CT	110, 112, 119, 120

D

deep fascia	4

E

early salvage surgery	119
en bloc	23, 104, 109
Extended RND	17

F

Functional neck dissection	1, 2

H

Halstead 理論	104

I

internal jugular chain	7

J

Japan Neck Dissection Study Group	17, 118, 121
Jugular neck dissection	16, 74

L

lateral cervical nodes	7
Lateral neck dissection	15, 20
Limited nodes dissection	17

M

Martin, H.	1
mastoid nodes	7
Memorial Sloan Kettering Cancer Center	1
MKSCC 分類	13
Modified radicalneck dissection	1
MR	120

N

NCCN guidelines	31, 120
ND（J）	92
ND（JP/M）	100
ND（JP/VM）	100
ND（JP/VNM）	100
ND（SJ）	101
ND（SJP）	34
ND（SJP/VNM）	64
NsD	17

O

occipital nodes	7
Osvaldo Suárez	1

P

paraesophageal node	21
Paratracheal NsD	17
parotid nodes	7
PETCT	119, 120
Planned neck dissection	119
Posterolateral neck dissection	113
prelaryngeal lymph nodes	21
prethyroid lymph nodes	21
pretracheal lymph nodes	21

Q

Quality of Life	118

R

Radical neck dissection	1
Regional neck dissection	17
retroauricular nodes	7
retropharyngeal nodes	7
Retropharyngeal NsD	17
retropharyngeral node	9
RND	10, 15, 17
Rouviére nodes	9

S

Selective neck dissection	1, 19
spinal accessory chain	7
submandibular nodes	7
Submandibular NsD	17
submental nodes	7
Suboccipital NsD	17
superficial fascia	4, 5
superficial layer of deep cervical fascia	5
Suprahyoid NsD	17
Supraomohyoid neck dissection	15, 74

T

Total neck dissection	19
transverse cervical chain	7

V

Veterans Affairs Laryngeal Cancer Study Group	119

Y

Y（T）字皮膚切開	75

日本語

あ

アジュバント療法	31, 32

い

岩本彦之丞	1
咽頭後郭清（術）	17, 109
咽頭後隙	108, 109, 111
咽頭後リンパ節	7, 9, 108
喉頭前リンパ節	105

え

エナジーデバイス	29, 65
襟状皮膚切開	93
嚥下障害	119

お

横隔神経	9, 10, 11, 50, 54, 67, 71
横切開	28, 34, 75
頤下	7
頤・顎下郭清	17

か

外咽頭後リンパ節	111
外頸静脈	10
外面アプローチ	34, 44, 79
下咽頭	105
下咽頭癌	106, 108, 109
カウンタートラクション	27, 35
下顎後静脈	10, 11, 36
下顎骨縁枝	11
化学放射線治療	31, 64, 119, 120
顎下	7
顎下郭清	17
顎下神経節	41
拡大郭清	17
顎二腹筋後腹	11, 36, 39, 42, 43, 65, 77, 94, 95
下喉頭神経	107
下面アプローチ	48, 66, 96
鉗子型エナジーデバイス	29
顔面静脈	10
顔面神経	11
顔面神経下顎縁枝	36, 37, 38, 77
顔面神経頸枝	77

き

気管周囲郭清	17, 105, 108, 116
気管切開	116
気管前リンパ節	105
気管傍リンパ節	106, 107
北村武	1
気道狭窄	106, 116
機能的頸部郭清術	33
頬咽頭筋膜	109, 110, 111
胸骨甲状筋	5, 106, 108
胸骨舌骨筋	5, 107
胸鎖乳突筋	5, 11, 12, 53, 54, 66, 73, 80, 104, 115, 117
強度変調放射線治療（IMRT）	16
胸部上中部食道	105

く

区域郭清	17

け

頸横神経	86
頸横動脈	9, 50, 51
頸横リンパ節鎖	7, 8
計画的頸部郭清術	119
頸筋膜	4, 23

索引

頸枝	11
茎状舌骨筋	11
頸静脈孔	10, 11, 12
頸神経叢	10, 11, 12, 54, 71, 86
頸神経ワナ	10, 11, 60, 91
頸長筋	4
系統的頸部郭清術	1
頸動脈	10, 11
頸動脈鞘	5, 7, 56〜60, 72, 88, 90, 111
頸動脈破裂	119
頸部郭清術変法	20, 33
（頸部）気管傍リンパ節	105
頸部食道	105
頸部の浅筋膜	5
血管鞘	4
肩甲挙筋	5, 68
肩甲舌骨筋	84

こ

広域郭清	17
後縁アプローチ	52, 67, 68, 85, 97
交感神経幹上頸神経節	109, 110, 112
広頸筋	4, 35, 76
後頸三角リンパ節	19
甲状舌骨筋	4
甲状腺	5, 7, 105
甲状腺癌	21, 106, 107
甲状腺リンパ節	105
後前アプローチ	93, 102
交通枝	47
喉頭	105
後頭下郭清	17
喉頭癌	21, 31, 119
後頭側頸部郭清術	113
後頭動脈	24, 42, 113
喉頭浮腫	116
後頭部リンパ節	8, 113
根治的頸部郭清術	1, 64

さ

鎖骨下静脈	8
鎖骨上神経	10, 71, 88

し

耳介後部リンパ節	7, 8, 113, 114
耳下腺リンパ節	7
斜角筋	5, 11
術後照射	31, 118
術前照射	30, 31
上甲状腺動脈	91
上中深頸郭清	17
静脈角	9, 49, 51

上面アプローチ	37, 94
ショー加熱メス	29
食道傍リンパ節	105
深頸郭清	17
深頸筋膜深葉	5, 23, 53, 69, 87, 88, 98
深頸筋膜浅葉	5, 23, 34, 42, 64, 75, 79, 92, 94
深頸筋膜中葉	5, 23, 91
深頸リンパ節鎖	1
深層筋	4
深内頸静脈リンパ節群	55

せ

舌下神経	11
舌癌	31
舌骨	78, 83
舌骨下筋群	4, 5
舌骨上筋群	104
舌神経	41
前縁アプローチ	54, 90
浅筋膜	5
浅頸筋膜	5
全頸部郭清術	1, 19, 33
前頸リンパ節群	7
前後アプローチ	102, 104
先行止血	80
潜在的転移	1, 30, 31
浅層筋	4
選択的（elective）頸部郭清術	1, 19, 74, 100

そ

総顔面静脈	8, 108, 121, 122
早期救済手術	119
総頸動脈	5, 9, 10, 59, 66, 89, 103, 104, 106, 117
僧帽筋	5, 11, 12, 24, 52, 65, 68, 73, 115
僧帽筋枝	11, 44, 45, 47, 82
僧帽筋前縁	35, 44, 45
側頸リンパ節群	7

ち

知覚運動障害	116
中咽頭	2, 14, 110
中咽頭癌	101, 109
中層筋	4
治療的頸部郭清術	30

つ

椎後筋	4, 5
椎前筋	5
椎前筋膜	110
椎側筋	4, 5

て
電気メス　29

と
頭長筋　4, 53, 56, 65, 69

な
内頸静脈　5, 9, 11, 30, 42, 43, 49, 58, 59, 66, 67, 70, 71
内頸静脈リンパ節鎖　7, 8, 9
内面アプローチ　70, 87, 98

に
日本癌治療学会リンパ節規約　19
乳糜漏　116

は
バイポーラー（型高周波止血）鑷子　80
ハサミ　26
反回神経　60, 106, 107, 108

ひ
皮膚切開　28, 34, 75, 92
被膜外浸潤　30, 31, 64
広戸幾一郎　1

ふ
複合切開　75
副神経　43
副神経胸鎖乳突筋枝　46, 47, 81
副神経僧帽筋枝　86
副神経リンパ節鎖　7, 8

ほ
放射線治療　31, 119, 120
保存的頸部郭清　1

め
迷走神経　5, 11, 57, 66, 103, 104, 106
メス　26, 27, 28
メッチェンバウム剪刀　28, 109

も
モスキート鉗子　29, 81
モノポーラー型高周波切開凝固装置　29

ゆ
輸出管　55

よ
予防的（prophylactic）頸部郭清術　30, 31

り
領域郭清　17, 102
菱形筋　4
リンパ管　51
リンパ本幹　46, 48, 116

れ
レベル分類　13, 14, 16

ろ
6レベルと6サブレベル　15

わ
腕神経叢　10, 11, 50

【著者略歴】
*長谷川泰久（はせがわやすひさ）

昭和53年3月	三重大学医学部卒業
昭和60年3月	名古屋大学大学院修了
昭和60年4月	愛知県がんセンター外科第一部 医長
平成12年4月	愛知県がんセンター頭頸部外科 部長
平成24年5月	愛知県がんセンター中央病院 副院長
平成30年4月	朝日大学病院頭頸部外科・耳鼻咽喉科 教授

◎専門医：耳鼻咽喉科専門医・指導医，頭頸部がん専門医・指導医，
　　　　気管食道科専門医，内分泌外科専門医

◎主な著書（共著含む）：CLIENT21 頭頸部腫瘍（中山書店），耳鼻咽喉科診療プラクティス4 頭頸部腫瘍治療における Decision Making（文光堂），新図説耳鼻咽喉科頭頸部外科講座5 頭頸部腫瘍（メジカルビュー社），耳鼻咽喉科診療プラクティス8 耳鼻咽喉科・頭頸部外科のための臨床解剖（文光堂），今日の治療指針2003年版（医学書院），イラスト手術手技のコツ　耳鼻咽喉科・頭頸部外科　咽喉頭頸部編（東京医学社），今日の耳鼻咽喉科・頭頸部外科治療指針（医学書院），頭頸部がん手術ノート 輪層の外科（金芳堂），耳鼻咽喉・頭頸部手術アトラス［下巻］第2版（医学書院）

愛知県がんセンター
頸部郭清術

2016年11月25日　第1版第1刷 ©
2021年　5月15日　第1版第4刷

著　　者	長谷川泰久　HASEGAWA, Yasuhisa
発行者	宇山閑文
発行所	株式会社金芳堂
	〒606-8425 京都市左京区鹿ヶ谷西寺ノ前町34番地
	振替　01030-1-15605
	電話　075-751-1111(代)
	https://www.kinpodo-pub.co.jp/
組　　版	株式会社データボックス
印刷・製本	シナノ書籍印刷株式会社

落丁・乱丁本は直接小社へお送りください．お取替え致します．

Printed in Japan
ISBN978-4-7653-1691-0

JCOPY <(社)出版者著作権管理機構 委託出版物>

本書の無断複写は著作権法上での例外を除き禁じられています．複写される場合は，その都度事前に，(社)出版者著作権管理機構(電話 03-5244-5088，FAX 03-5244-5089，e-mail: info@jcopy.or.jp)の許諾を得てください．

●本書のコピー，スキャン，デジタル化等の無断複製は著作権法上での例外を除き禁じられています．本書を代行業者等の第三者に依頼してスキャンやデジタル化することは，たとえ個人や家庭内の利用でも著作権法違反です．